OHSAMA BUNKO

体も心も整う！
すごい座り方

守田ちあき

三笠書房

はじめに

突然ですが、みなさんは**「筋トレ」**がお好きですか？

私の教室に通ってくださる方々に、最初にこの質問をさせていただくと、みなさん口々に、

「筋トレどころか、運動が大嫌いなんです」

「できたら一生、筋トレなんてしたくないです」

とおっしゃいます。

これって私の生徒さんたちに限らず、多くの方々の本音なのではないでしょうか。

つまり、私を含め、多くの人が願っているのは、ズバリこちらですよね。

「できるだけ楽をしてキレイになりたい」

「筋トレなんてしなくても、健康な体をキープしたい」

では、この願いって叶えられるのでしょうか。

私は胸を張って「はい！」とお答えします。

だって、**「生きている」ということはそのまま、「筋肉活動（筋トレ）をしている」ということ**ですから。

立つ、歩くはもちろんのこと、「モノを見る」や「音を聴く」といったことまで含めて、**私たちの日々の動作はすべて筋肉活動（筋トレ）なんです。**

だから、毎日の生活の中で、何らかの動作でカラダを動かしている限り、知らず知らずのうちに私たちは「筋トレ」をしているのです。


生徒さんたちを見ていると、そのことに気づかれた方から、カラダがどんどん変わっていき、そして磨かれていきます。

そうした変化を、私の生徒さんだけでなく、もっと多くの方々に体験していただきたくて、この本を書きました。

自己紹介が遅れました。

私は、日本エレガンス・トーニング協会**「美姿勢トーニング®」**代表の守田ちあきです。この本を手に取っていただいて、本当にありがとうございます。

この本では、**人間にとって基本動作である「座る」「立つ」にフォーカスし、カラダを鍛えていきます。さらには、鍛えるだけでなく、やせやすくなります！**

「座る・立つという、日常生活で当たり前に行っている動作だけでカラダが鍛えられるの？」と疑問に思われる方も多いことでしょう。

もちろん鍛えられます！　先述した通り、日々の動作はすべて筋トレですから。

ただし、条件があります。

それは、**カラダのメカニズムに適《かな》った形での動作**を行ったならば、です。

私は16歳からクラシックバレエの指導者となり、それと並行してエアロビクスも教え、30代、40代はピラティスや骨盤エクササイズの指導者としても活動し、かつ実家のブリティッシュ乗馬の指導者も兼ねる……という人生を送ってきました。

その中でつねに探求してきたのが、**「いつでもどこでもできて、簡単で、安全で、継続しやすいエクササイズ」**です。そこで行きついたのが、この本のベースになっている**「日常の動作で筋トレをする」**なのですが、そこに至った経緯には、私自身の3つの経験があります。

1つ目が、10代後半から20代にかけての**ダイエットでの苦労体験**です。

私は現在、身長162センチ、体重48キロなのですが、この数値はここ10年ほとんど変わっていません。ところが、10代後半から20代にかけては、体重の大きな増減を繰り返していました。

多いときは体重が70キロを超え、一方でバレエの舞台にも立たなければならないため、舞台に向けて絶食して50キロまで落とし、終わるとリバウンドでまた体重が増えて……を繰り返していました。

私が今「継続しやすいエクササイズ」を探求しているのは、当時の私の強い願いがその根底にあるのだと思います。


2つ目が、40代半ばに、**実家の母が体調を崩し、その看病をしていたときの経験**です。

当時、私は骨盤エクササイズの指導者として、各地で楽しくレッスンをしていたのですが、看病のため、しばらくの間「ほぼ休業」という状態になりました。

母にしっかり寄り添ってあげたいという「思い」と、指導者として生徒さんの成長をサポートしたいという「思い」。

それがせめぎ合う中で、ふと思ったのが、「今ココで、できること」をコンセプトにエクササイズを考案していきたい、ということでした。

そこで母の看病をしながら、空いた時間に研究・開発をはじめたのが、今、私が指導をしている「美姿勢トーニング®」です。

そして3つ目が、長年抱えていた**股関節の痛み**です。

クラシックバレエを踊ってきた期間も長かったせいなのか、若い頃から腰痛をはじめとするさまざまな関節痛に悩まされてきました（だからこそ、若い頃から、カラダの使い方を日々探求していたのかもしれませんね）。

40代前半に一度「変形性股関節症」と診断されたのですが、私の場合、股関節亜《あ》脱臼《だっきゅう》で生まれたのが主な原因の先天性股関節形成不全だったこともあって、治療は難しいと言われたため、そのまま放置していました。

でも、本当に痛かった。股関節が痛いと、座っても痛いし、立っても痛いし、寝ていても痛いし……で、つねにどこかしら痛い状態です。当時は、夜、寝返りも打てないくらいでした。

しかも、股関節はものすごく大きな関節なので、そこがおかしくなっていると、そこを庇《かば》うためにカラダの他のところも痛くなります。それこそ、腰も痛い、肩も痛い、首も痛い、脚も痛い……という状態です。

電車に乗っていて、痛みのため立っていられなくて、前の人に「すみません。腰痛で立っていられないので、座らせていただけませんか？」とお願いしようかと迷うことが何度もありました。

でも、当時の私は40代。見た目だけでは「ものすごい痛みを抱えている人」だとわかってはもらえません。そのため、結局「席を譲ってください」と言えず、痛みに耐えながら立っていました。

そんな状況を変えようと思ったのは、新型コロナ禍の自粛期間、自分と思い切り向き合ったときでした。「この痛みを本気で改善しよう」と決意し、いくつかの整形外科を受診したのち、両股関節を人工関節に置換する手術を受けました。

すると、信じられないくらい快適なカラダを手に入れることができたのです。

この経験から、私がエクササイズを構築する際の大前提は、**「関節を痛めない動**

き】という点が最優先。だからこそ、日常の動作をベースにして、それをカラダのメカニズムに適った形で行っていくことを主眼としています。

つまり、先述した通り、**「いつでもどこでもできて、簡単で、安全で、継続しやすいエクササイズ」**。この本でこれからご紹介していくのも、まさにそんなエクササイズです。

そして、これらのエクササイズは簡単なのに、継続していただくと、確実にカラダは変わっていきます。私の生徒さんたちも、継続する中でどんどんカラダの変化を経験されていきます。

たとえば、次のような変化です。

- **ウエストが18センチ細くなった方**
- **シルエットがシュッとなって、お友達から「後ろ姿が別人」と言われた方**
- **66歳で人生初のビキニを着られた方**

この本を読んでくださったみなさんが、実際にエクササイズを実践され、

「えっ！　カラダってこんな簡単なことで変わっていくものなの？」と実感していただけたら、私としてはガッツポーズです。

カラダは何歳からでも変えていくことができます。

磨いていくことができます。

キレイで、快適で、動きやすいカラダをつくっていくことができます。

この本をきっかけに、ぜひそんなカラダの変化を体感していただけたら、私としてはこれ以上の喜びはありません。

守田　ちあき

もくじ

第1章

骨盤が立ち、美姿勢になる「すごい座り方」

第2章

健康とキレイの源、骨盤底筋を鍛えるワーク

第3章

骨盤をほぐすと、カラダがさらに快適に

第4章

美姿勢をキープしながら、楽にすっと立つ

第5章

「キレイ」に磨きがかかる、素敵な習慣

美姿勢トーニングは守田千明の登録商標です。

企画協力／糸井 浩
執筆協力／前嶋裕紀子
本文イラスト／石村紗貴子
本文ＤＴＰ／株式会社Ｓｕｎ Ｆｕｅｒｚａ

第1章

骨盤が立ち、美姿勢になる「すごい座り方」

「座る」「立つ」を変えるだけで、カラダが変わっていく

「はじめに」でも述べた通り、この本では**「座る」「立つ」にフォーカスして、カラダを整えていきます。**

座ったり立ったりって、日常で当たり前に行っていることなので、「そんなことでカラダは鍛えられるものなの？」と半信半疑の方もたくさんいらっしゃることでしょう。

もちろん、鍛えられます！　ただし、条件があります。

カラダの仕組みに適った座り方・立ち方をしたならば、です。

カラダの中でも骨格とは、私たちのカラダの屋台骨となっている部分で、骨と関

節などからなっています。**関節には「向き」があり、こっちには曲げられるけど、こっちには曲げられない、という方向があります**（肘やひざの動きをイメージするとわかりやすいかと思います）。そうした**「向き」に沿った形で骨格を使っていく**ことが、ここでいう「骨格の仕組みに適った」使い方となります。

そして、仕組みに沿った形、つまり骨格（骨や関節など）を正しく使えるようになっていくと、カラダにさまざまなプラスの変化が起こっていきます。

どのような変化かというと、**「キレイで、快適で、動きやすいカラダ」**になっていくのです。

骨格が正しく使えるようになると、まず**姿勢が美しく**なります。姿勢が美しくなれば、さまざまな所作（動作）も自然と美しくキレイになっていきますよね。

美しい姿勢をキープするには、**筋肉や関節をしっかりと使っていく**必要があります。

そのため、日々の動作において、**軽めの筋トレ**をしていることになり、それが積もり積もってだんだんとカラダ全体が引き締まっていくのです。

姿勢が整えば、カラダの中身も整っていきます。たとえば、**内臓も本来あるべき位置におさまる**ようになるため、さまざまな不調も解消しやすくなります。

また、骨格も正しく使えるようになるので、さまざまな**痛みの解消や予防**につながります。つまり、快適で、動きやすいカラダが手に入るわけです。

そして、**骨格の正しい使い方を最速で身につけられる方法が、「座る」と「立つ」です。**

なぜなら、この2つの動作は、私たち人間のカラダにとってもっとも基本となる動作だからです。

そのため、この2つの動作において正しい骨格の使い方をカラダにしみ込ませていくと、他の動作においても、骨格を正しく使っていけるようになります。

その結果、「キレイで、快適で、動きやすいカラダ」へと変わっていくのです。

つまり**座り方・立ち方を改善するだけで、カラダがどんどん変わっていく。**

実際、私のレッスンに通いはじめて数カ月くらいたった生徒さんたちがよくおっしゃるのが、「後ろから見られたときに、自分だと気づいてもらえなくなった」、という感想です。

私のレッスンで指導しているのは、いわゆる「筋トレ」ではなく、正しい座り方・立ち方をベースにしたエクササイズです。それを続けていくうちに、姿勢が美しくなり、さらに全体的にキュッと引き締まっていき、その結果、後ろ姿が別人のようになっていったというわけです。

つまり、日常的に当たり前のように行う**「座る・立つ」という動作は、骨格を正しく使っていけば、それ自体が立派に「筋トレ」となってくれる**のです。

座るときは、「骨盤を立てる」を意識しよう

この本のゴールは、骨格の仕組みに適ったカラダの動かし方をみなさんに身につけていただくことです。

そこで、正しい座り方・立ち方にフォーカスして、みなさんにさまざまなエクササイズをお伝えしていきますが、両方を一緒にやるとこんがらがってしまいます。

そのため、前半（第1章〜第3章）で「座り方」を、後半（第4章）で立ち方をお伝えしていきますね。

この第1章は**「正しい座り方」**です。

これは、第2章と第3章で紹介するエクササイズの基本中の基本となるポーズな

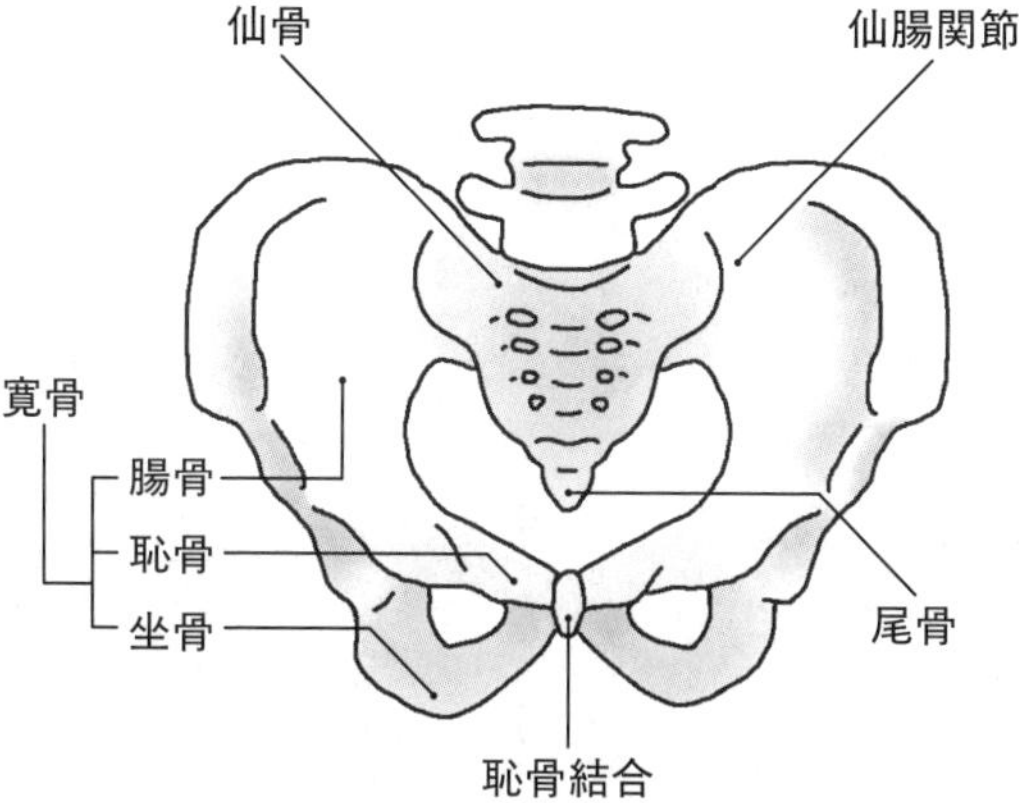

ので、この章でしっかりとマスターしていきましょう。

さっそくはじめます！

まず、質問です。座るという動作の中で、骨格を正しく使っていくにはどうすればいいのでしょうか？

ここで意識していただきたいのは、骨格の中でも**「骨盤」**です。

骨盤とは、ちょうどパンツで隠れるあたりにある、輪っか状の骨の集まりで、寛骨《かんこつ》（腸骨《ちょうこつ》・恥骨《ちこつ》・坐骨《ざこつ》）と仙骨《せんこつ》、尾骨《びこつ》からなっています。

この骨盤を、座るときにどうするのかというと、ずばり**「立てる」**のです。

でも、「骨盤を立てる」と言われても、「どうやってやるの？」と疑問に思いますよね。そこで、習うより慣れろで、実際に**骨盤を立てる座り方**をやってみましょう。

椅子を用意しましょう。できれば、ひざも足首もだいたい90度くらいに折れる高さの椅子が理想です。

座面が高すぎたり低すぎたりすると、「ひざも足首も90度くらいに折る」ことができないので、避けたほうがいいです。

また、初心者のうちは安定していることが大切なので、グラグラと不安定な椅子や、フカフカした沈み込むタイプのソファも避けましょう。

なお、「骨盤を立てて座る」が自然とできるようになったら、どんな椅子でも対応できるようになります。

椅子が用意できたら、椅子の前に立ち、さっそくスタートです。

【骨盤を立てる座り方の4ステップ】

＊準備　椅子の前に、足を肩幅に開いて立つ。

ステップ①　両手を胸の上のほうにあてて、手を左右に開いていく。

ステップ②　股関節に手をあてる。

ステップ③　手をあてた股関節を、奥に折り曲げるようにして座る。

ステップ④　前かがみになった上半身を、まっすぐに立てていく。

＊準備

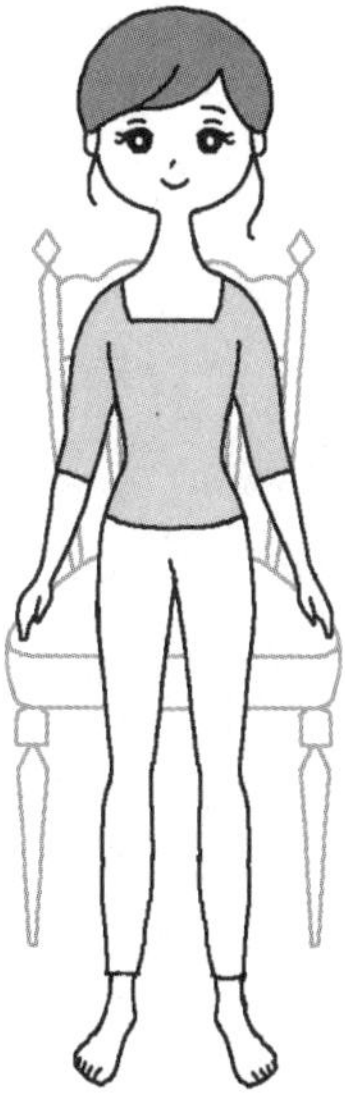

椅子の前に、足を肩幅に開いて立ちます。

ステップ①

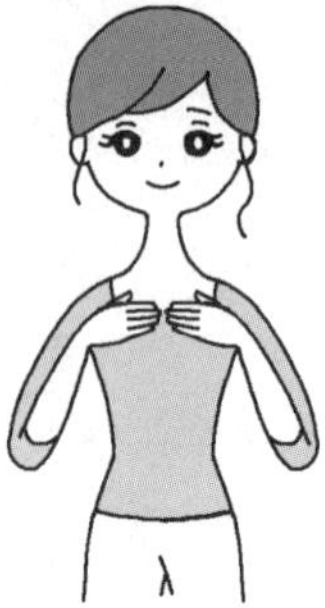

両手を胸の上のほうに
あてます。

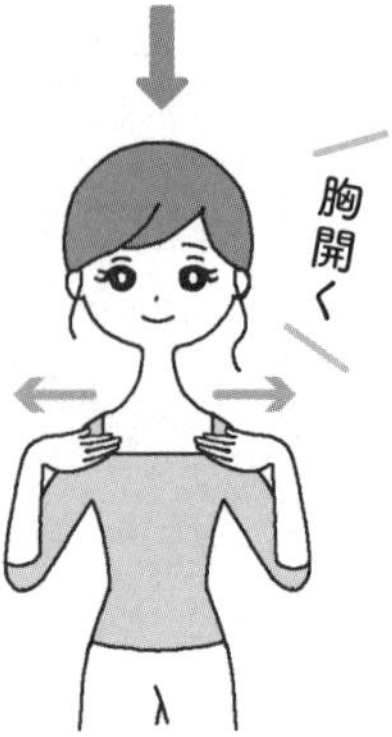

「胸開く」と言いながら、手を左右に開いていきます。手の動きによって、胸が開いていきます。

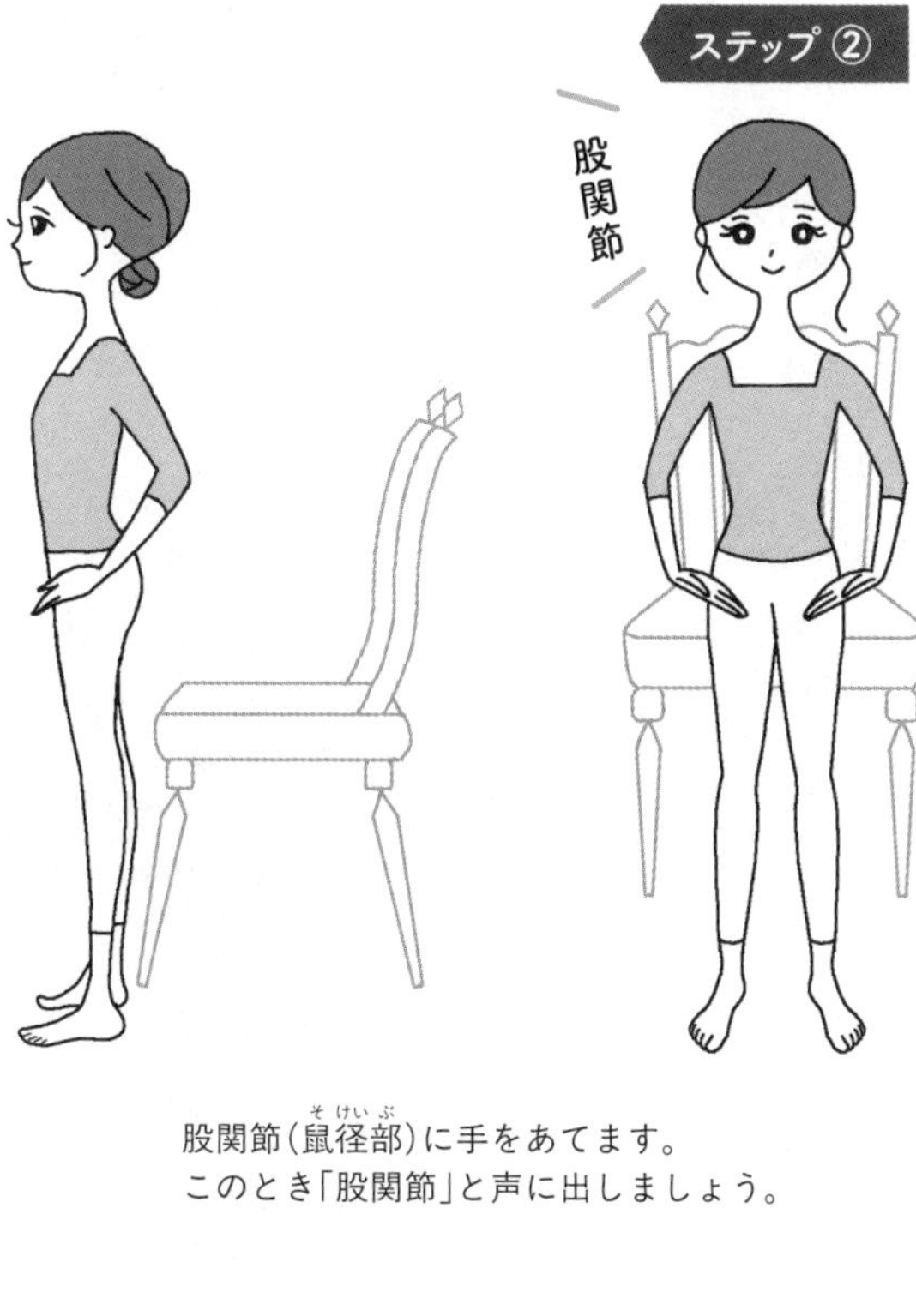

股関節（鼠径部《そけいぶ》）に手をあてます。
このとき「股関節」と声に出しましょう。

ステップ③

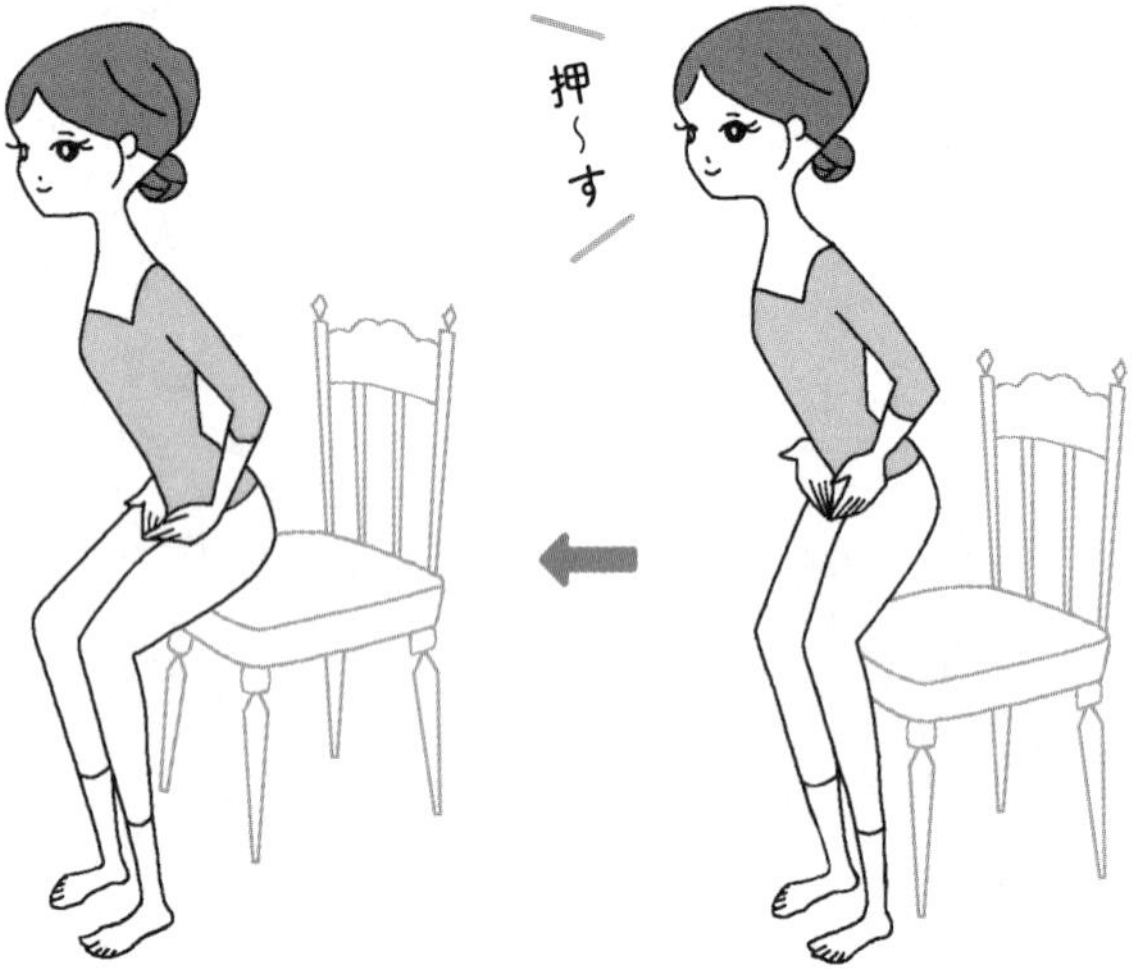

お尻を少し、突き出すような感じです。

「押～す」と言いながら、手をあてた股関節を、奥に折り曲げるようにして座っていきます。

ステップ④

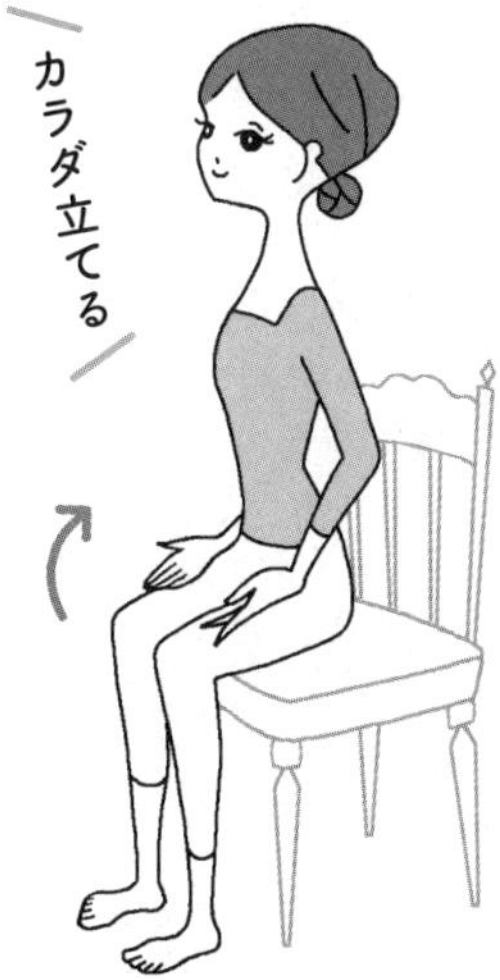

座ったら、前かがみになった上半身を「カラダ立てる」と声に出しながら、まっすぐに立てていきましょう。

正座で「骨盤を立てて座る」を体感しよう

先ほど説明した4ステップで座っていただくと、骨盤を立てる座り方になります。

……と言われても、そもそも「骨盤を立てる」というのがどのような状態なのか感覚的につかめない……という方もいるかもしれません。

そういう方は、**「正座」をしてみましょう。**

じつは、正座をしているとき、だいたいの人は骨盤が立っています。正座の場合、ひざや股関節を折り畳んで座るため、自然と骨盤が立った状態になるからです。

ただ、ひざが痛かったり、足首が硬かったりすると、正座がスムーズにできないかもしれません。その場合、**椅子に座った際、座面につく後ろ側（尾骨寄り）に丸めたタオルなどを置くと、骨盤がすっと立つ感覚がわかりやすいです。**

ただ、正座をしても骨盤が後傾する（後ろに傾くこと）方もいます。重心が坐骨より後ろにあって、内臓がつぶれた感じで腹部が短くなっていると、骨盤が後傾しています。その場合は、**椅子に座った状態でお尻の下に丸めたタオルを置くのがお勧めです。**

骨盤が後傾しやすい方の場合、肩が胸より前に出てしまっていることが多いのですが、お尻の下に丸めたタオルを敷くことで、骨盤を前傾させる（少し反らせる）効果があります。その結果、腰が丸くなる（骨盤の後傾）のを防げるからです。

それとは逆に、正座をした際に骨盤の前傾（反り腰）気味の方は、タオルを敷く必要はありません。その代わり、胸の肋骨の前が開きやすくなっているため、第2章に出てくる体幹を「筒状」にして呼吸をすることが必要になってきます。詳しくは第2章で説明します（70ページ参照）。また、骨盤の後傾も「筒状」の呼吸で改善されていきます。

ただ、椅子よりも正座のほうが、骨盤が倒れ込みにくいのは事実です。

昔の日本人は、室内において、さまざまな動作を正座の状態で行っていました。たとえば、障子の開け閉めも、今のように立った状態ではなく、正座の状態で行っていました（時代劇などで、そういうシーンを見かけますね）。

そのため、正座中心の生活をしていた昔の日本人は、一日の中の長い時間、骨盤が立っている状態だったのではないかと思います。

でも、椅子を使う生活が当たり前になったため、今や一日の中で正座をする機会なんてほとんどないのではないでしょうか。

そこで、椅子に座っているときも、正座をしているのと同じように骨盤が立った状態にするのが、この**【骨盤を立てる座り方の4ステップ】**なのです。

ステップ③で股関節を奥に折り曲げるようにして座りますよね。そのときに、**股関節と骨盤の位置関係が正座をしているときと近くなります。**そのため、骨盤がすっと立ちやすくなるのです。

自分の「いつもの座り方」をチェックしよう

先ほどの4ステップで、**【骨盤を立てる座り方】**をなんとなく体感できたら、今度は、普段通りに座ってみましょう。

ここで何がしたいのかというと、4ステップで座ったときと、普段通りに座ったときの**「違い」**を体感していただきたいのです。

なので一旦、4ステップのことはすっかり忘れて、まったく何も考えず、いつも通りに座ってみてください。

さて、あなたはどのように座っていましたか?

レッスンでしたら、私が直接チェックさせていただくのですが、本ではそれができないので、多くのみなさんがしがちな「NGな座り方」を解説していきます。

NGその①　骨盤後傾さん（＝腰が丸くなる方）の場合

骨盤が後ろに傾き（後傾）、腰が丸くなってしまいがち……という場合、先述した通り、肩が胸より前に出ています（前肩、巻き肩）。そのため胸が閉じがちになり、それと連動して腰が丸くなりやすいです。この場合、胸を開いて、股関節から折って座ることで、骨盤後傾が改善されます。

NGその②　骨盤前傾さん（＝腰が反ってしまう方）の場合

良い姿勢をとろうとして胸を張ると、肋骨の下のほうが開き、それに連動して腰が反ってしまう（骨盤前傾）人がまれにいらっしゃいます。

①②とも、「坐骨を押す」（49ページ参照）ができると、かなり改善されます！

NGその③　骨盤ゆがみさん（＝脚を組むクセのある方）の場合

椅子に座るとつい脚を組んでしまう……という方の場合、骨盤がゆがんでねじれているケースが多いです。脚を組むことでまっすぐのバランスをとろうとしているのです。これは後で紹介する**【骨盤ほぐしワーク】**（119ページ参照）で改善されていきますので、ぜひトライしてみてください。

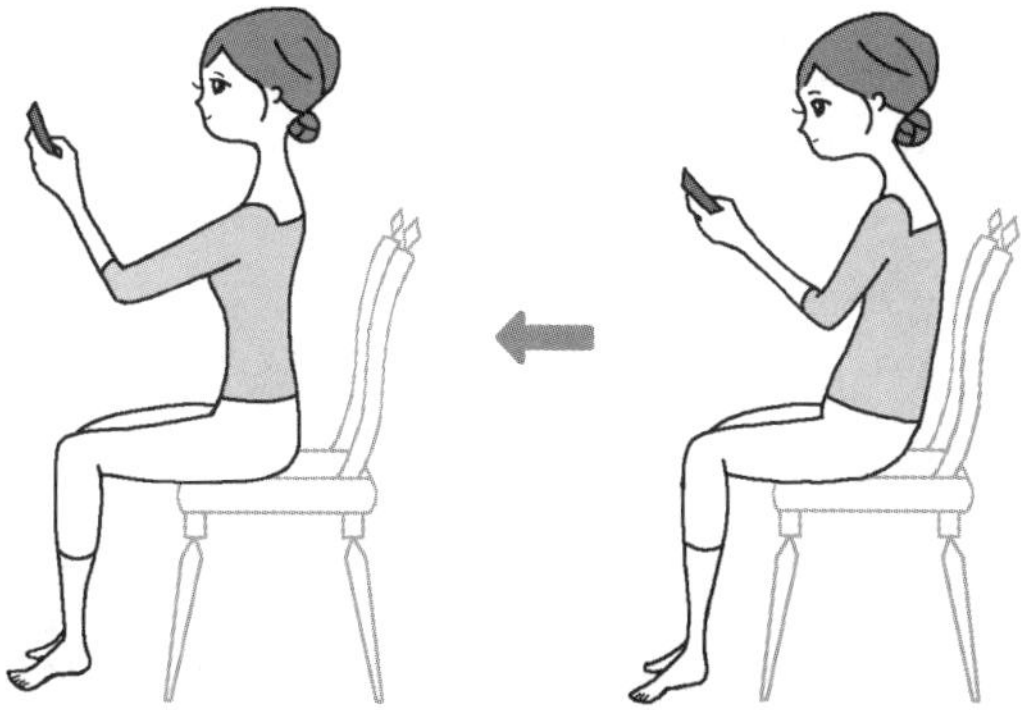

骨盤後傾（腰が丸まっている）は、スマホを見ている方にとても多い姿勢です。
簡単な改善策は、スマホの位置（視線の位置）を変えることです。骨盤が立ってきます。

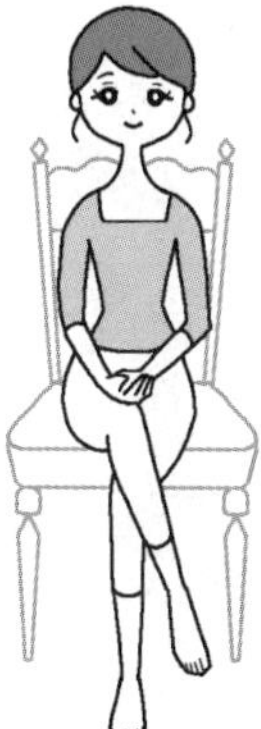

脚を組むと一見かっこいいですが、骨盤はゆがんでしまいます。

胸を開くと、肩甲骨が正しい位置に！
猫背も防止！

ご自分の座る際の「クセ」が見えてきたところで、もう一度、先ほどの**【骨盤を立てる座り方の4ステップ】**（27ページ参照）をやってみましょう。

今度は、よりエクササイズ感を強めるために、とくに意識して行いたい動作と、その際のカラダの使い方について解説していきます。

まずひとつ目がステップ①の**「胸を開く」**です。

これは、**肩甲骨を正しい位置に置き、猫背にならないための動作です。**

手をあてた胸の上のほうを軽くすっと開いていくことで、肩甲骨は正しい位置におさまります。この「すっと開く」感じがこの動作では非常に重要で、**力を入れず、**

肩の力も抜いて行っていきましょう。

この動作のときに肩がギュッと上に上がっていたら、力が入っている証拠です。すっと開いたらいま一度、肩の位置を確認し、上に上がっているようなら、ストンと肩の力を抜きましょう。

手をあてる胸の上のほうというのは、胸まわりの筋肉「大胸筋《だいきょうきん》」「小胸筋《しょうきょうきん》」のある位置です。小胸筋は大胸筋（胸部の大部分を覆う筋肉）の後ろにある筋肉で、肩甲骨の動きに関係しています。この小胸筋がコリコリに硬くなっていると、胸が開きにくくなります。

座るたびにステップ①の「胸を開く」を意識して行うようになれば、だんだんと小胸筋が柔軟性を取り戻していき、胸も開きやすくなっていきます。

なので、今の段階で胸が開きにくくても落ち込む必要はありません。日々の「座る」動作の中で、この4ステップを意識的に行っていきましょう。

一方で、「できるだけ早く、カラダを変えていきたい」という方は、日々の「座る」だけでなく、次の2つも行っていくといいでしょう。

①胸まわりのストレッチ
②たすき掛け

それぞれ具体的なやり方を見ていきましょう。

まず①の**胸まわりのストレッチ**から見ていきます。

これは寝ながら行うストレッチなので、寝る前や起きた後に行うのがいいと思います。

準備するものは、もしお持ちならばヨガマット、お持ちでない場合は、バスタオルでOKです。ヨガマット（もしくはバスタオル）を硬めにクルクルと巻いて円筒形にしておきます。


【胸まわりのストレッチ】

ステップ① 仰向けに寝る。

可能ならば両腕は、頭の側に上げて「バンザイ」のポーズをとる。ひじは軽く曲げて、腕の裏側が全部床に着く場所がベストです。腕を上げにくい場合は、カラダの横に伸ばすポーズでＯＫです。

ステップ② 背中の、ちょうどブラジャーのホックが当たるあたり(みぞおちの真裏)に、巻いたヨガマット(もしくはバスタオル)をあてる。

ステップ③ ②の状態で目を閉じて脱力し、自然呼吸をしながら1分キープする。

ステップ④ 1分たったら、ゆっくり起き上がる。

背中のブラホックが当たるあたりにヨガマット（もしくはバスタオル）をあてると、自然とみぞおちのあたりがぐっと持ち上がり、ステップ①の「胸を開く」の姿勢になります。

この1分間ストレッチを寝る前や起きたときの習慣にすると、胸まわりの筋肉が

ステップ①

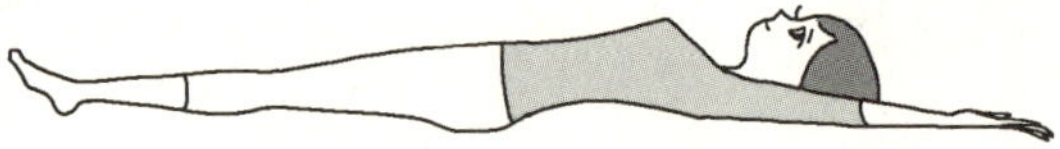

仰向けに寝て、肩から先の腕全体が床につくようにします。

ステップ②

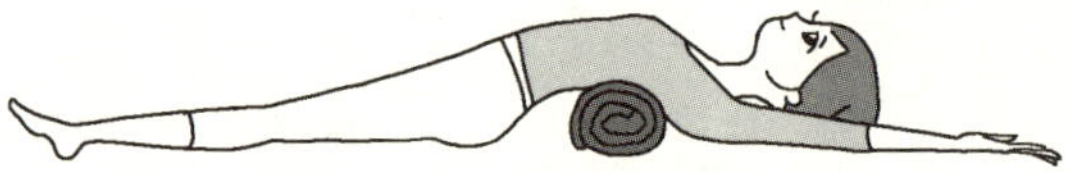

ヨガマットが高すぎる場合は、巻きを少なくしましょう。

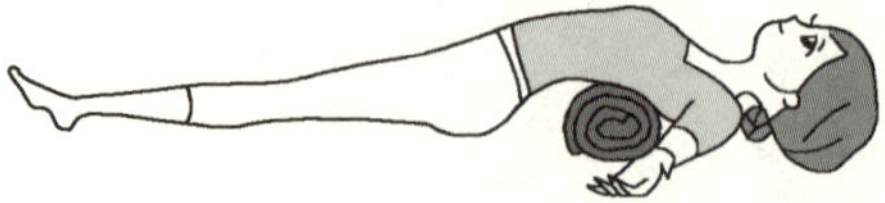

腕を上げにくい場合は、カラダの横でもOK。

ステップ③

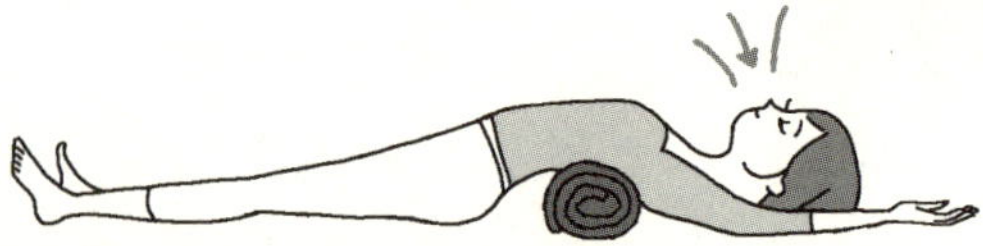

自然呼吸で１分キープします。

だんだんと柔軟性を取り戻し、胸が開きやすくなります。

それだけでなく、寝た姿勢で脱力して上半身をストレッチするため、背中や腰、肩、お腹の筋肉がほどよく伸ばされ、かなり気持ちよくなるポーズです。

疲労回復効果が期待できるポーズで、私の生徒さんからも「このストレッチを寝る前にすると、朝、快適に目覚められる」とかなり好評です。


次に紹介するのは、**たすき掛け**です。

みなさんは「たすき掛け」をご存じですか？　これは、着物を着て家事等をする際に、袖《そで》が邪魔にならないよう腰紐《こしひも》を使って袖をすっきりまとめることを指します。

具体的には、腰紐を背中で交差させ、前で端と端を結んでいくのですが（44ページのイラスト参照）、そうすることで、小胸筋のある胸の上の方が後ろにひっぱられます。つまり、**腰紐の力を借りて胸が開いた状態をつくる**わけです。

たすき掛けは着物のときだけでなく、洋服のときでも活用できます。

たすき掛けをしたまま過ごせば、つねに胸が開いた（つまり、肩甲骨が正しい位

初級

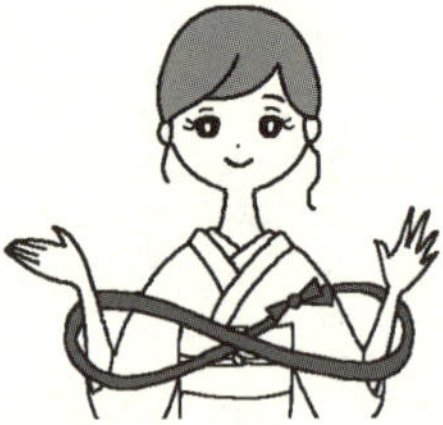

たすきを結んで輪にして、真ん中でひとひねりして８の字にする。

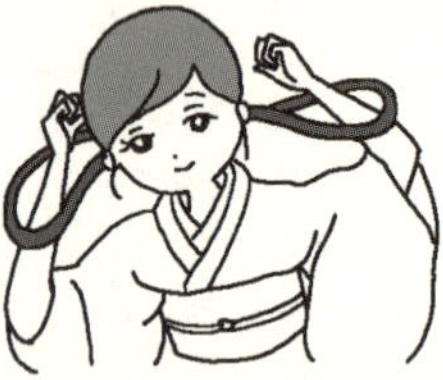

交差させた部分を背中にまわす。

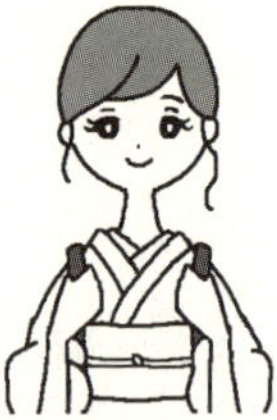

リュックを背負う感覚で肩にかける。

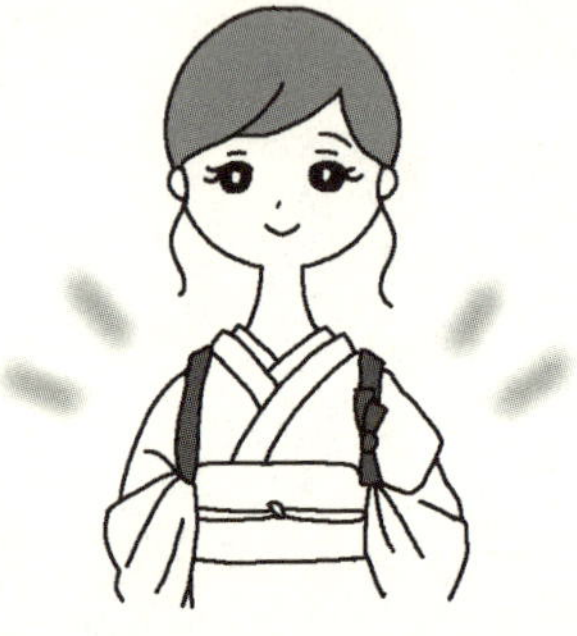

上級

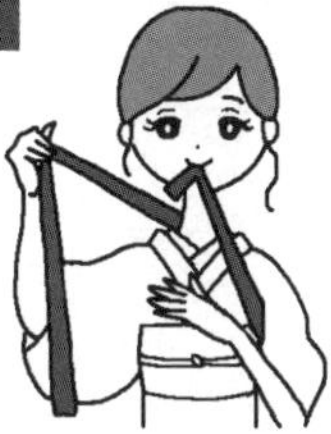

左の先端を口にくわえる。左脇の下を通して、背中にまわす。

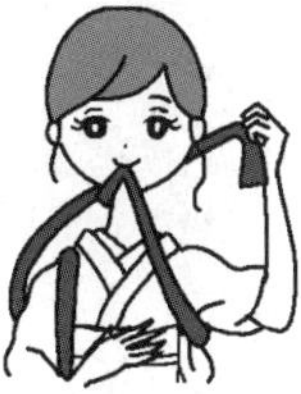

右肩にかけて、右脇の下を通して、背中にまわす。

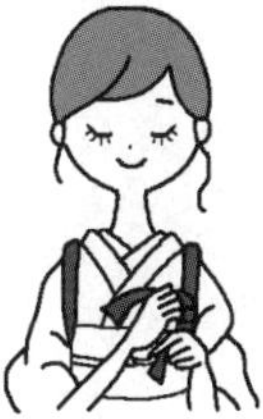

左肩にかけて、くわえていた端と結びあわせる。

置に置かれた）状態で日常の動作をこなしていけます。まさに、日常生活の中でトレーニング（ここではストレッチ）ができる優れものの方法なのです。

たすき掛けで準備する「紐」ですが、わざわざ腰紐を買う必要はありません。コートのベルト（柔らかいもの）があれば、それを使いましょう。ベストなのは、バスローブの紐。これは、幅としても、厚みとしても、素材の柔らかさとしても、このエクササイズには打ってつけです（だからといって無理に購入する必要はありませんよ。コートのベルトでも十分に効果があります）。

紐が準備できたら、次ページのイラストのようにたすき掛けを行っていきます。私の場合、自宅にいるときは、イラストのように服の上からたすき掛けをしていますが、職場等で、たすき掛けをしていることを周りの人に見られたくない場合は、服の下で行ってもＯＫです。

胸を開くと、肩コリ解消の効果も！

先述した通り、胸を開くことで肩甲骨が正しい位置にきます。すると、それに引っ張られるようにして、肩、さらにはその上にある頭も本来の位置に戻ります。

その結果、姿勢が良くなって座っているときの姿がキレイになることが、効果のひとつ目です。

そしてもうひとつの効果が、「胸を開いて座る」ことが習慣になると、**肩コリをだんだんと感じなくなっていく**ことです。

胸が開かず猫背の状態になっていると、頭が本来の位置より前に出ます。そのため、頭を支えている筋肉のひとつである僧帽筋《そうぼうきん》（背中側にある筋肉で、首から肩、そして背中の真ん中あたりまでを覆っています）がこってきます。

一方、**胸を開くことで、頭が本来の位置にきて、きちんと体幹の上に乗っかるため、僧帽筋に余計な力が入らなくなります。その結果、僧帽筋がこらなくなり、肩こりも起きにくくなっていく**のです。

肩こりでしんどい思いをしている人は多いと思います。「胸を開く」を意識することで、肩こりが起きにくいカラダになっていくのです。

先ほど紹介した2つのエクササイズとともに、日々の生活でも「胸を開く」をぜひ意識してみてください。

ただし、「胸を開く」を意識しすぎて肩にギュッと力が入ってしまったら、逆効果。胸を開いたら、肩に力が入っていないか必ず確認しましょう。

もし「力が入っているな」と感じたら、肩の力をストンと抜くようにしてみてください。カラダがすっと軽くなるはずです。

坐骨で座面を押すと、カラダがすっと伸びる

【骨盤を立てる座り方の４ステップ】（27ページ参照）において、次に意識したいのが、ステップ③の「座る」です。

このとき、意識していただきたいのが、**「坐骨」**です。

坐骨というのは、椅子に座ったときに座面にあたる骨です。

そう言われてもピンと来ない方のために、ここで坐骨がどこにあるのかを確認しましょう。

まず、両手をお尻の下に置いた状態で椅子に座ってみましょう。すると、手に**硬いもの**があたると思います。

「何もあたらない」という人は、手をあてている位置がズレているからです。手を

お尻の真ん中のほうにグイグイっと移動させていくと、「硬いもの」を感じるはずです。その「硬いもの」が坐骨です。

ステップ③では、座ったときに、この坐骨が座面についているのを感じながら、**坐骨で座面をすっと押します**（決して、ギュ～と力を入れて押さないこと）。

なお、このとき、ひざが内側に入っている（ニーインの状態）と、うまく坐骨で押せません。ひざはまっすぐ前を向いている状態にします。

ここでのポイントは、**「坐骨で押す」**です。すると何が起こるかというと、**自然と骨盤が立ってくる**のです。

さらに、坐骨で押し続けていると、**カラダがすっと伸びている**のを感じると思います。

じつはこの**「伸びている」感覚はカラダにとって非常に大事です。**

私たちのカラダは加齢とともに、だんだんと縮みがちになっていきます。このとき、骨と骨の間も縮んで寸詰まり状態になっていきます。

こうした骨の縮みは加齢だけでなく、猫背など、本来の骨格の位置ではない姿勢を長年続けてしまった場合にも起こり得ます。

こうした縮みを解消していくには、「伸ばす」ということがとても大事です。

たとえば骨であれば伸ばすことで、骨と骨との寸詰まり状態をある程度は解消していくことができます（もちろん、自然の摂理としてカラダも加齢とともに変化していくため、完全に解消していけるわけではありませんが……）。

その結果、腰やひざ、首などの痛みが緩和されることも期待できるのです。

「下方向のベクトル」を感じて、骨盤を立てよう

先ほどから述べている「坐骨で押す」も「伸びていることを感じる」も、力を入れてギューッと行うのはNGです。

大事なことは、とにかく**力を込めない**こと。骨盤を立てているため、骨盤まわりの筋肉は自然にほどよい力がかかっていると思いますが、それより上の胸や肩はストンと力が抜けている状態です。

「なかなか力が抜けない……」という人は、**「下方向のベクトル」**を意識しましょう。そうすると、力がストンと抜けやすくなります。

「下方向のベクトル」と言われても「何のことやら……」かもしれませんね。簡単

に言えば、下方向に押すことで、それに拮抗《きっこう》して上方向へのベクトルが生まれるのです。子どもの頃、理科で習った「作用・反作用の法則」です。これは地球には重力があるためで、専門的には「床反力《ゆかはんりょく》」と呼ばれるものです。

ただし力を入れすぎたり、身を任せすぎてカラダがダラ～っとなってしまっては、「骨盤を立てる座り方」にはなりません。

胸をすっと開いて、座面と接する坐骨を感じながら、骨盤は立てる。その状態で、下方向のベクトルを意識するのです。

いかがですか？

下方向のベクトルをなんとなく感じ取れましたか？

こうした座り方ができたとき、あなたは今、「骨盤が立った状態」で座れているはずです。

そして、この座り方（と第4章で解説する「立ち方」）が当たり前にできるようになって習慣化されていけば、カラダはどんどん変わっていきます。この章の冒頭で述べた「キレイで、快適で、動きやすいカラダ」になっていくのです。

ただ、正しい「座り方」「立ち方」の実践は、あくまで日常の動作の中でカラダを変えていくことなので、変化を実感するまでにはいくらか時間を要します。

カラダをもっと加速度的に変えていきたい！

もしそう思う方がいらしたら、4つのステップで座った状態でいくつかのエクササイズを実践していくのがオススメです。

それらのエクササイズについては、次の第2章と第3章で解説していきます。

そして、そのときの大事なキーワードが**「骨盤底筋群《こつばんていきんぐん》」**です。

次章で詳しく解説していきますが、女性にとって骨盤底筋群を鍛えていくことは、とても大事なことなので、強くオススメします。ビックリするような嬉しい変化が、カラダに起こりやすくなります。

ではさっそく、第2章に進んでいきましょう。

第2章

健康とキレイの源、骨盤底筋を鍛えるワーク

「骨盤底筋群」って、カラダのどこにあるの?

前章の最後で、「カラダを加速度的に変えていきたい!」という人にとってキーワードとなるのが**「骨盤底筋群」**だと述べました。

骨盤底筋群という言葉は、ここ数年、メディア等にしばしば登場するようになったので、「聞いたことがある」という人もいるのではないでしょうか。

ただ、それが具体的にどのあたりにある筋肉を指しているのかを理解している人は、意外と少ないのではないかな……と思います。

骨盤底筋群とは、骨盤の底にある小さな筋肉の集まりのことです。

それらが全体としてハンモック状の形になり、骨盤内にある骨盤臓器(子宮、膀《ぼう》胱《こう》、直腸)を底から支えています。

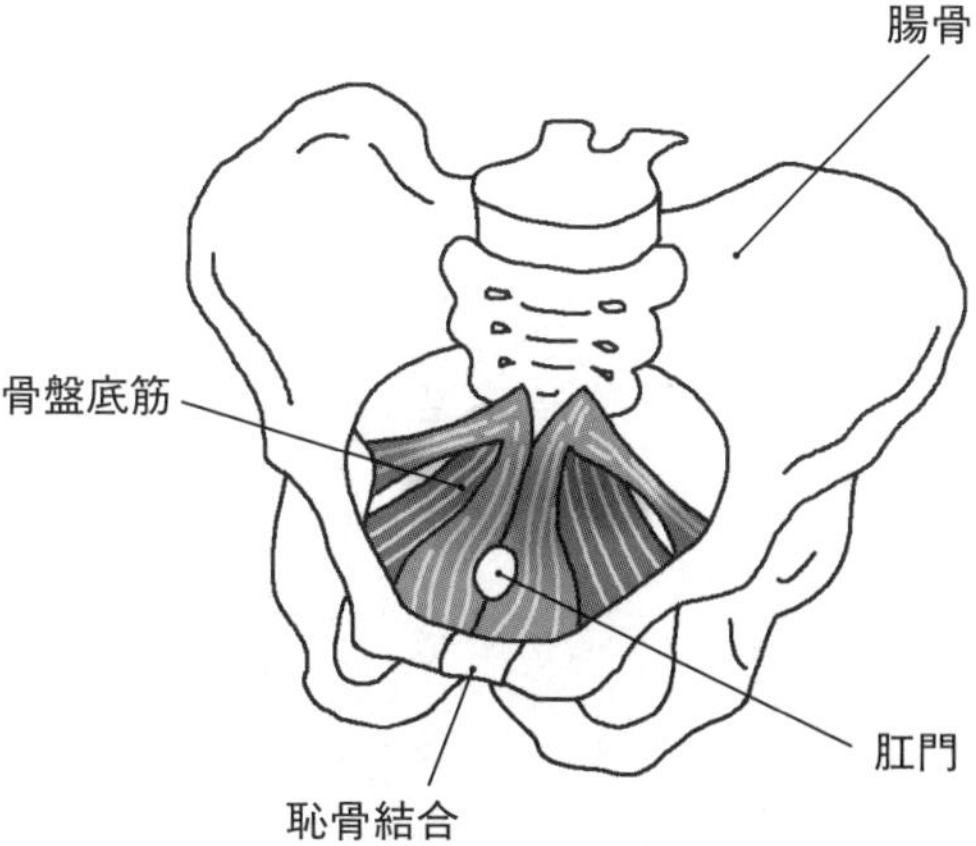
腸骨
骨盤底筋
肛門
恥骨結合

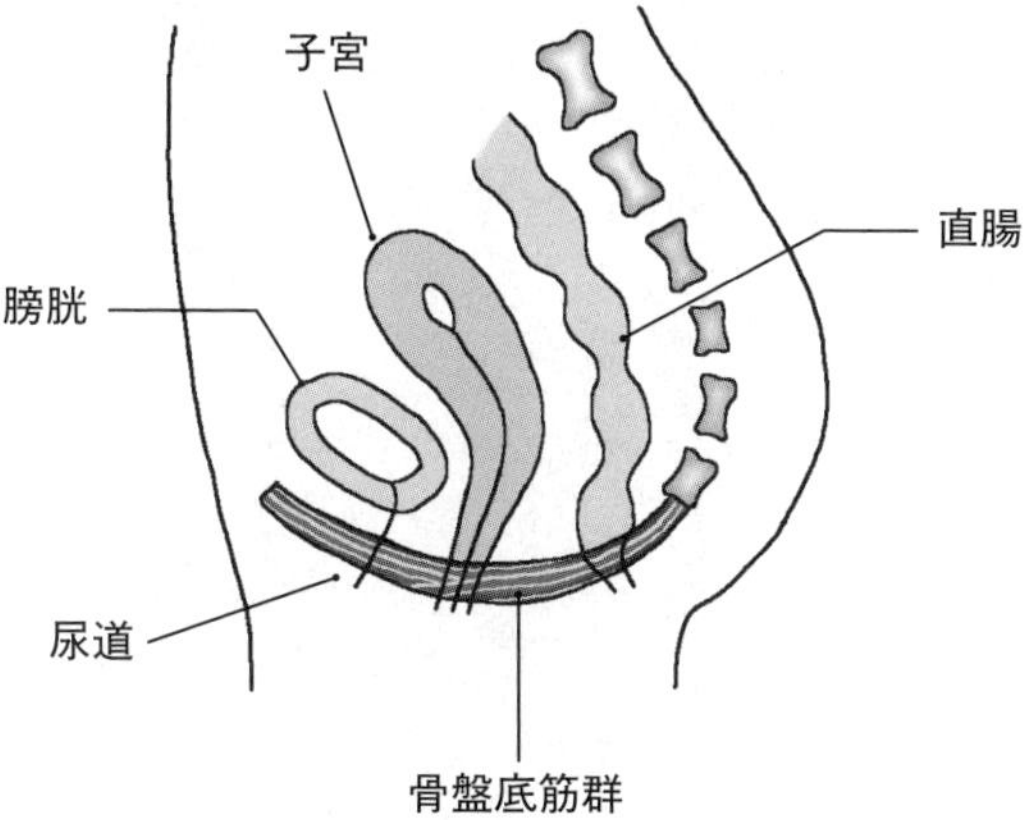
子宮
直腸
膀胱
尿道
骨盤底筋群

骨盤底筋群の主な働きは、次の通りです。

- **骨盤臓器を正しい位置に保つ。**
- **背中やお腹にある筋肉と連携して、体幹を安定させ、姿勢を良くする。**
- **尿道や肛門を締めたり、緩めたりして、排尿・排便をコントロールする。**
- **生殖機能にも大きく関わってくる。**

骨盤底筋群は筋肉ですから、他の筋肉と同様、加齢や運動不足などによって衰えていきます。また、肥満も骨盤底筋群の機能を低下させる原因だといわれています。

その他、女性の場合は、**妊娠と出産の過程で骨盤底筋群に過度な負担がかかる**ため、男性よりも衰えやすい傾向があります。

骨盤底筋群が衰えると、カラダにトラブルが！

骨盤底筋群が衰えていくことで、起こりやすいトラブルとしては、次のことが挙げられます。

- 骨盤臓器脱《だつ》
- 姿勢やボディラインのくずれ（特に下腹部ポッコリなど）
- 尿漏れや頻尿
- 便秘や便失禁
- 女性機能（妊娠や出産など）の低下

この中で、「骨盤臓器脱」という言葉は聞き慣れないかもしれませんね。

これは、**子宮や膀胱、直腸などが膣《ちつ》から体外に出てしまう状態**のことをいいます。「そんなこと、起こるの？」とビックリするかもしれませんが、閉経後の女性でしばしば見られ、最近では珍しい病気ではなくなっているようです。

妊娠と出産でのダメージや、加齢による筋力の衰えなどが重なると、骨盤底筋群がこれらの骨盤臓器を支え切れなくなります。その結果、これらの臓器が下垂《かすい》し、膣から体外に出てしまうのです。

症状が軽いうちは、ペッサリーというリング状の器具を用いて、下垂した臓器を持ち上げる治療が行われます。一方、症状が重い場合は、手術することもあります。

同じく、加齢にともなって女性に起こりやすくなるのが、腹圧性尿失禁です。これは、立ち上がったり、大笑いしたり、くしゃみや咳をしたりなど、お腹に力が入ったときに**尿が漏れてしまう**というタイプの尿失禁です。

女性に多い要因のひとつとして、男性よりも女性のほうが骨盤底筋群が衰えやすいことが挙げられます。

ただ、骨盤臓器脱にしても、腹圧性尿失禁にしても、ひと昔前の日本の女性には起こりにくかったという話を聞いたことがあります。その理由としてよく挙げられるのが、ひと昔前は当たり前だった**和式トイレの生活**です。

和式トイレでは、しゃがんだり、立ったりしますよね。それらの一連の動きでは骨盤底筋群を含めたさまざまな筋肉を使います。そのため、**昔の人は1日に何度も、自然と骨盤底筋群の「筋トレ」をしていた**、というわけです（実際、和式トイレを使用するときの動作は、スクワットに近いですからね）。

正座にしてもそうですが、現代人のカラダに起こるさまざまなトラブルには、生活スタイルの変化が少なからず関係しているのではないか……と思うことがしばしばあります。

でも、だからといって「昔の生活に戻る」というのは現実的ではありません（もちろん、正座や和式トイレの使用を、日々の生活の中に時々取り入れていくのは

「アリ」だと思います）。

カラダのトラブルを予防するためには、今の生活スタイルの中で、筋肉も含めたさまざまな機能を衰えさせない動作を日常的に行っていけばいいのです。

そして、そのために**「どんな動作を、日々の習慣として行っていくといいのか」**をご紹介するのが、この本の大事な使命だと思っています。

第1章でお伝えした「座り方」は、正座のときには自然に行えている「骨盤を立てて座る」を椅子で実践できる方法でしたよね。では、骨盤底筋群を日常的に鍛えていける動作はあるのでしょうか？

もちろん、あります！

それが、この第2章で紹介する**【呼吸のワーク】**と、**【2番締めのワーク】**です。

どちらも座りながらできるワークなので、食事中やデスクワーク、オフタイムにソファでくつろいでいるときなど、日常の中でいつでもどこででも行えます。

骨盤底筋群を鍛えると、「キレイ」に磨きがかかる

この章で紹介するさまざまなワークは、骨盤底筋群にしっかりアプローチし、骨盤臓器脱や腹圧性尿失禁などを予防（軽度の場合は改善）していくだけではありません。続けていくうちに、**あなたの「キレイ」に磨きがかかっていきます！**

つまり、健康だけでなく、美容についての効果も期待できるのです。

そのひとつが、**体型の変化**です。

骨盤底筋群が衰えていくことで起こりやすいトラブルに、「姿勢やボディラインのくずれ」を先ほど挙げましたが（59ページ参照）、逆もしかりです。骨盤底筋群を鍛えていくと、だんだんカラダ全体が引き締まっていき、「シュッとした体型」になっていくのです。

たとえば、私の生徒さんの中には、この章で紹介するワークのひとつである**【美姿勢ドローイン】**（81ページ参照）を2カ月くらい続けたところ、腰まわりが18センチも縮まったという方がいます。

この数字を言うとビックリする人が多いのですが、じつはこれは、それだけ「腰まわりのお肉がとれた」というのではありません。**「お腹を凹《へこ》ませる」ことができるようになった、**ということです。

この方は、「守田先生のレッスンを受けるまで、お腹に対して何も意識してこなかった」とおっしゃっていました。

私のレッスンでは、最初の回で受講生のみなさんに腰まわりを測っていただくのですが、そのときも、その方は「お腹を凹ませよう」とはまったく思わず、いつも通り、お腹をポテ〜とした状態のまま測ったそうです。

その後、私のレッスンで体験した呼吸のワークによって、「お腹というのは、自分で膨らませたり、凹ませたりできるんだ！」と気づかれたといいます。

ただ、**お腹を膨らませたり凹ませたりするには、骨盤底筋群だけでなく、腰まわりのさまざまな筋肉を使います**（メインとなるのは、いわゆる「コアマッスル」と呼ばれる部分で、69ページのイラストを参照ください）。それらの筋力が弱くなっていたり、カチカチに硬くなっていたりすると、自在に膨らませたり凹ませたり……とはなかなかいきません。

その生徒さんも最初は呼吸のワークに四苦八苦されたそうですが、続けるうちに筋力がついていき、だんだんこのワークも楽になっていったとか。そんなタイミングで腰まわりを測ってみたら、最初のときより18センチも減っていた！というわけです。もちろんそのときは、マックスでお腹を凹ませていたそうです。

「お腹をマックスで凹ませられる」のは、先述した通り、骨盤底筋群や腰まわりの筋肉が鍛えられているからです。当然、カラダも引き締まっています。そのため意識的に「凹ませよう」としなくても、以前よりスリムになっています。

つまり、呼吸のワークを続けることで、だんだんと「シュッとした体型」に変わっていけるというわけです。

骨盤底筋群を鍛えることによる美容効果は、体型の変化だけではありません。**加齢による女性機能（出産や妊娠など）の低下のスピードを遅らせる効果も期待できるのです。**

骨盤底筋群のある位置を思い出してください。

子宮に近く、かつ子宮を下から支える役割を担っていましたよね。その意味でも、骨盤底筋群というのは、女性機能に大きく影響します。

そのため、骨盤底筋群がしっかり機能している状態をキープできると、女性機能の低下を防ぎ、若々しさを維持することにもつながっていくのです。骨盤内の血流が良くなるため、潤《うるお》いもアップします。

呼吸だけで、骨盤底筋群を鍛えていける!?

では、さっそく骨盤底筋群を鍛えていくための具体的なワークに入っていきましょう。まずひとつ目が**【呼吸のワーク】**です。

「どうして呼吸だけで、骨盤底筋群を鍛えていけるの?」と疑問に思われる方も多そうですね。ここで筋肉に関する専門的なお話を少しだけさせてください。

筋肉の特徴のひとつに、**「向かい合っている筋肉群は相関関係になりやすい」**というのがあります。

ある動作をする際に、その動作で主になる筋肉に対して、それと向かい合う位置にある筋肉が拮抗筋となり、サポートしてくれる、という仕組みです。

主となる筋肉と拮抗筋とが連携することで、その動作をスムーズかつ効率的に行うことができるわけです。

「呼吸」という動作において、そのメインとなる筋肉は**横隔膜**《おうかくまく》なのですが、その拮抗筋としてサポートしているのが**骨盤底筋群**です。つまり、呼吸をしているとき、骨盤底筋群もしっかり働いてくれているわけです。

さらに、**【呼吸のワーク】**を実際にやっていただくと気づかれると思いますが、呼吸をしながらお腹を膨らませたり凹ませたりしているとき、お腹や背中の筋肉も動きます。このとき、とくにメインとなって動くのが、腰の両サイドかつお腹の深い部分にある**腹横筋**《ふくおうきん》と、背骨まわりの深い部分にある**多裂筋**《たれつきん》です。

これら4つの筋肉群は「コアマッスル」とも呼ばれ、これらがまさに**ガードルのように腰まわりを包み込み、互いに連動し合いながら体幹を安定させ、姿勢をよくする基盤となってくれているのです。**

呼吸のワークではお腹や背中をしっかり使っていきますから、これらの筋肉を鍛えることにもつながっていきます。

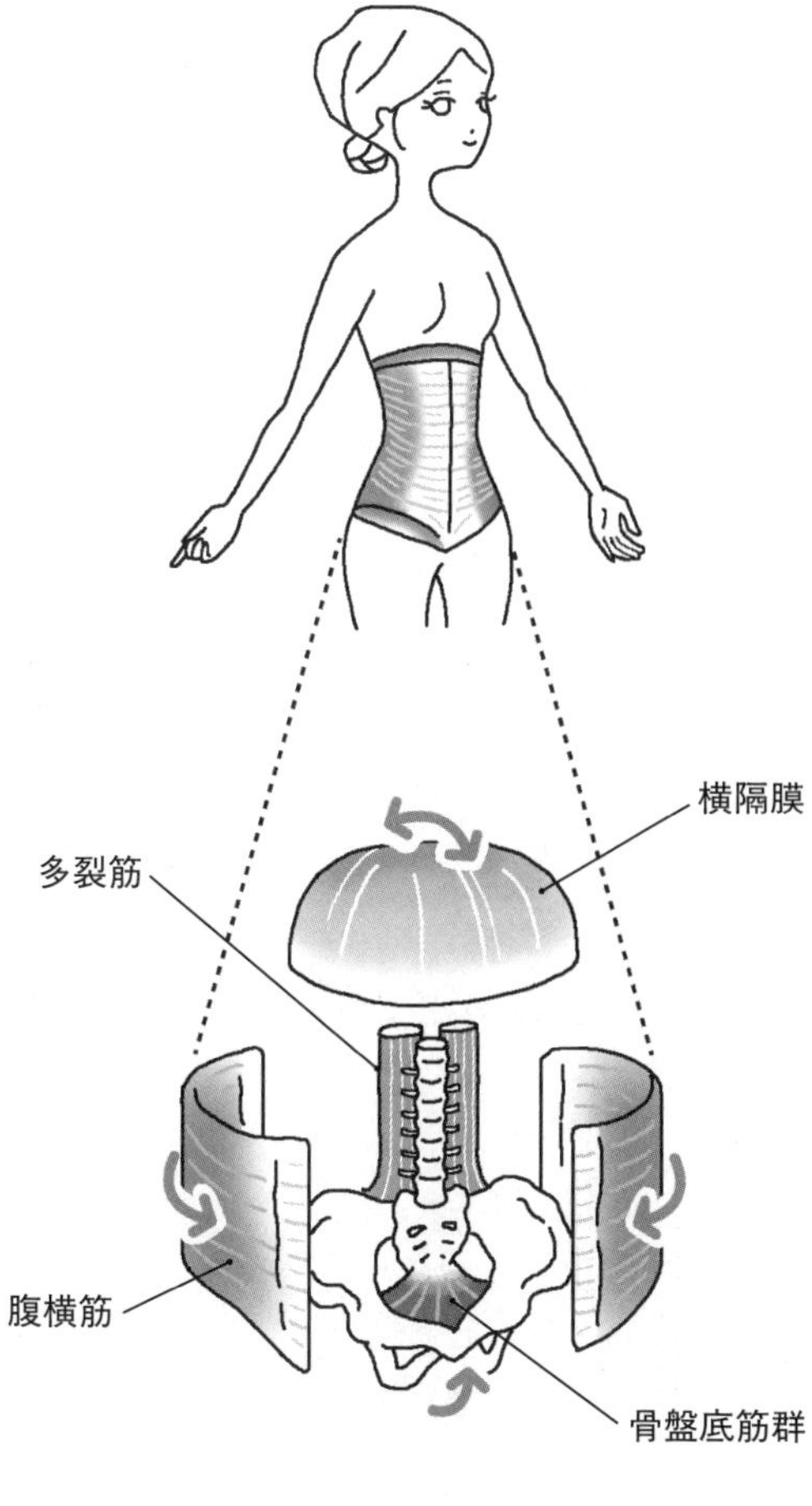
横隔膜
多裂筋
腹横筋
骨盤底筋群

まずは仰向けの「呼吸のワーク」にチャレンジ！

筋肉についてのお話はこれくらいにして、さっそく**【呼吸のワーク】**を行っていきましょう。

呼吸のワークでは、お腹や背中をしっかり使って吸ったり吐いたりする「腹式呼吸」を行っていきます。目指すゴールは、この腹式呼吸を、座っているときも、立っているときも自然にできる状態にする、というものです。

「腹式呼吸」と聞くとなんだか難しく感じるかもしれませんが、**ご自分のお腹まわりが「筒」になっているとイメージすると**、やりやすいと思います。

吐くときには、その筒が全方向から中心に向かってすっとすぼまり、かく下がっていき、吸ったときには、ふわ～と元の筒の太さに戻っていく、というイメージで行ってみましょう。

ただ、そう言われても、慣れていない段階では、座った姿勢・立った姿勢で腹式呼吸を行うのは簡単ではありません。

吸ったり吐いたりのときに、なかなか背中もお腹も動いてくれなかったり、カラダのいろいろなところに余計な力が入ってしまったり……となりがちだからです。

そこでまず腹式呼吸に慣れていくために、最初の「呼吸のワーク」は仰向けの姿勢で行っていきます。さっそく、行っていきましょう。

【呼吸のワーク①　寝ながら美姿勢呼吸】

ステップ① 仰向けになり、ひざを立てる。

＊ひざを立てるのは、反り腰を防止するためです。

ステップ② お腹に手をあてる（親指をおへそに、他の4本の指は恥骨の上に置く）。

ステップ①

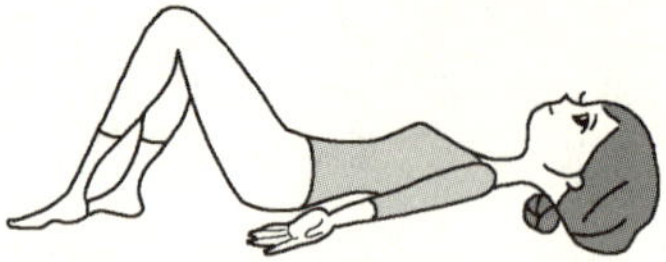

仰向けになり、ひざを立てます。

ステップ②

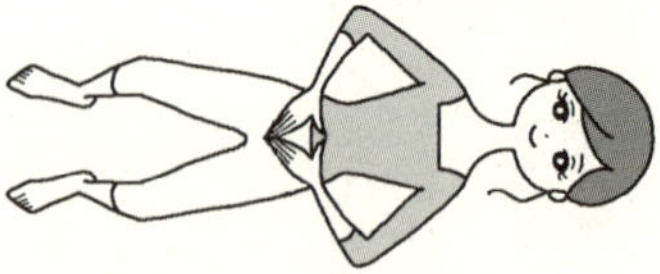

お腹に手をあてて、親指をおへそに、
他の４本の指は恥骨の上に置きます。

ステップ③ 軽く息を吐いた後、鼻から息を吸って、ゆっくりとお腹全体を膨らませていく（5秒くらい）。

ステップ④ 「お腹全体＝骨盤まわりが膨らんだ」と感じたら、今度はゆっくりと口から息を吐きながらお腹をぺったんこにしていく（8秒くらい）。

ステップ⑤ ③と④をさらに3回繰り返す。

ステップ③

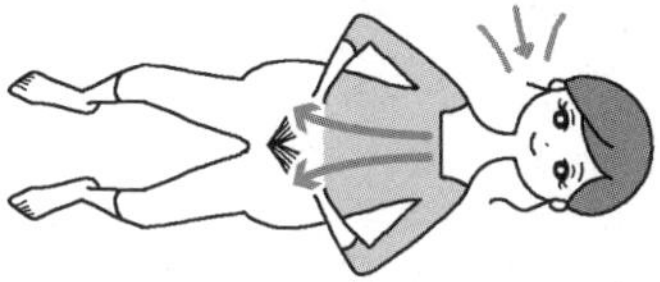

鼻から息を吸って、ゆっくりお腹全体を膨らませましょう(5秒くらい)。

ステップ④

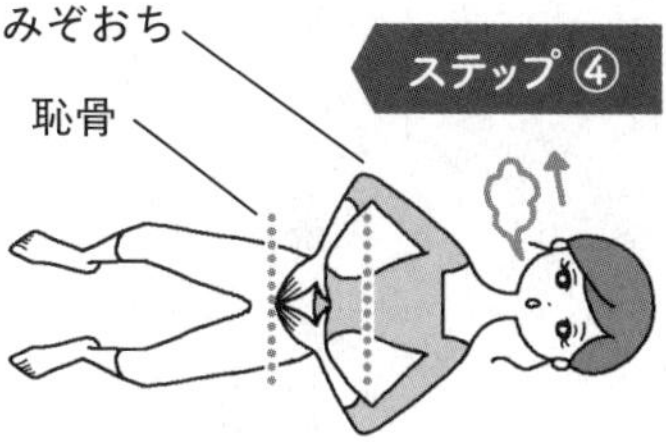

息を口から吐いて、お腹をぺったんこにしていきます(8秒くらい)。

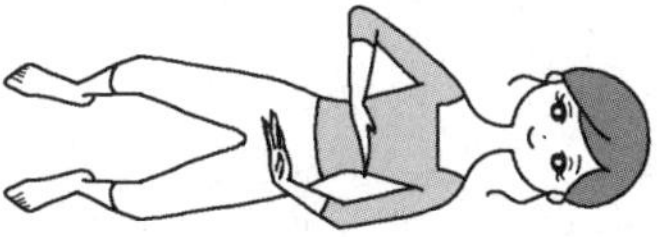

お腹をぺったんこにするとき、みぞおちと恥骨の距離をキープするのがポイントです。

みぞおちと恥骨までの距離をキープするのがポイント！

いかがでしたか？　座ったり立ったりした状態のときより、仰向けの姿勢で寝ながら行ったほうが、意外と楽にお腹（＝骨盤まわり）を膨らませたり、凹ませたりができるのではないかと思います。

仰向けの姿勢で行うメリットは、これだけではありません。

座った状態や立った状態で「息を吐きながらお腹を凹ます」をやると、初心者の方の場合、みぞおちと恥骨までの距離が短くなってしまいがちです。そのため、ダンゴムシのように丸まった姿勢で呼吸のワークをすることになります。

一方、仰向けの姿勢だと、息を吐いてお腹を凹ませたときに、この距離が縮まりにくくなり、ダンゴムシのような姿勢にならずにお腹を凹ませていけるのです。

なぜダンゴムシ姿勢がNGなのかというと、この姿勢になってしまうと、「呼吸のワーク」で鍛えようとしている4つの筋肉群（コアマッスル）がうまく機能しなくなってしまうからです。

これでは、せっかく呼吸のワークを続けても効果が激減してしまいます。

なので、**仰向けの姿勢でみぞおちと恥骨の位置を変えず、2つの間の距離をキープしたままで呼吸のワークを行っていくのがいい**のです。

ワークのステップ②でお腹に手をあて、親指をおへそに、残りの4つの指を恥骨の上に置くのも、ワーク中にこの2つの距離を意識し続けていただきたいからです。

ゆっくり力を抜くことで、インナーマッスルに効く

先述した通り、仰向け姿勢の場合、「吸うときにお腹を膨らませ、吐くときにお腹を凹ませ……」が比較的楽にできます。それでも初心者のうちは、「難しい～」と感じるでしょう。そこでまず**「凹ませる」を意識的に行っていく**といいと思います。

息を吐きながら、お腹がぺったんこになるまで凹ませていきます。私も初心者の方向けのレッスンでは、「とにかく凹ませて、凹ませて、凹ませて」と言っています。

そして、**「苦しい～」と思うくらいに凹ませて、ふわ～と力を抜いていく**と、ふわ～と空気が入っていき、自然とお腹が膨らんでいきます。

このとき、大事なのはこの**「ふわ～」という感覚**です。息を吐き切り苦しくなると、一気に空気を吸い込みたくなりますが、そうではなく、ふわ～と**ゆっくり力を**

抜いて、カラダを緩め、空気を入れていくのです。

反動をつけずにゆっくり行っていくことで、**カラダの深いところにある筋肉（インナーマッスル＝深層筋）を動かしていく**ことができます。

【呼吸のワーク】で使っていきたいコアマッスルの4つの筋肉群も、このインナーマッスルに属します。そのため、それらを鍛えていくには、**「ゆっくり行う」**がキーワードになるのです。

逆に、勢いをつけて一気に行うと、カラダの表面にある筋肉（表層筋《ひょうそうきん》＝アウターマッスル）のほうがメインで動いてしまいます。表層筋を鍛えるエクササイズの場合には、そうした動き方も重要になりますが、この**【呼吸のワーク】**で鍛えたいのは、インナーマッスルの筋肉。

なので、素早い動作で行ってしまうと、アウターマッスルばかりが鍛えられてしまい、インナーマッスルの筋トレ効果が半減してしまいます。

インナーマッスルを鍛えるときには、**「反動をつけずゆっくり行う」**を意識するようにしましょう。

肩やお腹以外の場所は、力を入れずリラックス

その他に注意したいのが、「お腹がぺったんこになるくらいまで凹ませていく」ときに、**肩などお腹以外の場所はできるだけ力を入れずリラックスすること**です。

お腹を凹ますことに真剣になりすぎて、ギューッと肩のあたりに力が入ってしまう場合がありますが、これだとカラダを疲れさせてしまいますし、肩こりの原因にもなります。

肩のあたりに力が入ってしまうのは、エクササイズをする際、慣れないうちは自分にとって力を入れやすい場所に力が入ってしまうからです。

そこでオススメしたいのが、このワークをしながら、時々、肩だったり、首だったり、お尻だったり……、**お腹まわり以外の場所に意識を向けてみる**ことです。

このワーク中はついお腹まわりに意識が集中しがちですが、時々、別の箇所に意識をズラしてみるのです。すると意外なところに力が入っていることに気づくことでしょう。それに気づいたら、す～っと力を抜いていく。この場合も一気に抜くのではなく、**ゆっくりふわ～と抜く**ことを意識しましょうね。

そうした意識を持ってこのワークを繰り返していくと、だんだんと余分な力をかけずに、「吸うときにお腹が膨らみ、吐くときにお腹が凹んでいく」が自然にできるようになっていきます。また、腹横筋の筋力がついてくれれば、他の場所の力を抜いてもお腹に力を入れられるようになります。

このワークは、寝た姿勢で行いますから、**起床時や就寝時の習慣**のひとつとして行うのがオススメです。

腹式呼吸は自律神経のうちの副交感神経を優位にし、カラダをリラックスさせる効果があるといわれていますから、就寝時に行えば、**良質な睡眠**にもつながります。

座った状態で呼吸のワークをしてみよう

仰向けの状態で呼吸をしながらお腹がある程度動くようになったら、今度は座った姿勢で呼吸のワークを行っていきましょう。

まず、第1章で行った**【骨盤を立てる座り方のステップ】**（27ページ参照）で座ります。

ここでもう一度、おさらいをしておきましょう。

【骨盤を立てる座り方の4ステップ】

＊準備　椅子の前に、足を肩幅に開いて立つ。

ステップ① 両手を胸の上のほうにあてて、手を左右に開いていく。

ステップ② 股関節に手をあてる。

ステップ③ 手をあてた股関節を、奥に折り曲げるようにして座る。

ステップ④ 前かがみになった上半身を、まっすぐに立てていく。

骨盤を立てた状態で座ったら、さっそく呼吸のワークです。

【呼吸のワーク② 美姿勢ドローイン】

ステップ① 骨盤を立てて座る。手のひらを上にして、太ももの上に置く。

ステップ② お腹に手をあてる。
（親指をおへそに、他の4本の指は恥骨の上に置く）

ステップ③ みぞおちと恥骨の位置を変えずに、ゆっくりと息を鼻から吐きながらお腹を凹ませていく。

ステップ④ 息を吐き切ったら、ゆっくりと鼻から息を吸いながら①に戻る。

ステップ⑤ ③と④をさらに3回繰り返す。

ステップ①

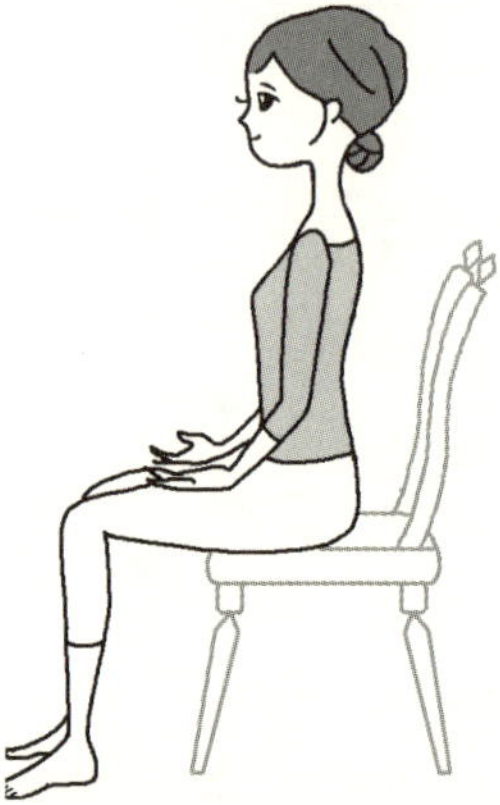

骨盤を立てて座ります。手のひらを上にして、楽にして太ももの上に置きましょう。

ステップ②

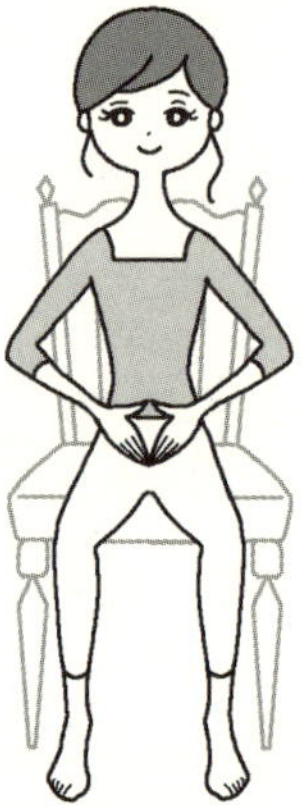

お腹に手をあてます(親指をおへそに、他の４本の指は恥骨の上に置いて、ひし形をつくる)。足は肩幅くらいがやりやすいでしょう。

ステップ③

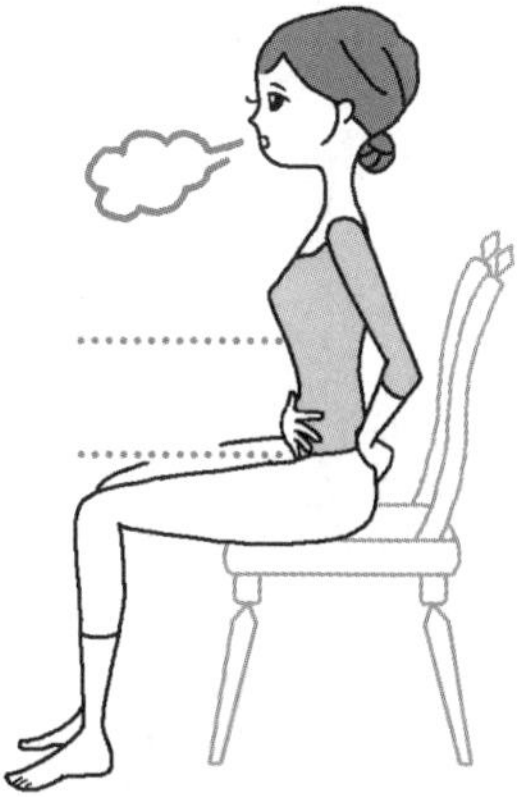

みぞおちと恥骨の位置を変えずに、ゆっくりと鼻から息を吐きながら、お腹を凹ませていきましょう。
片手はお腹へ、もう一方の手は背中の下の方（仙骨のあたり）に置いて、両方の手を近づけていく（お腹と背中がくっつく）イメージです。

ステップ④

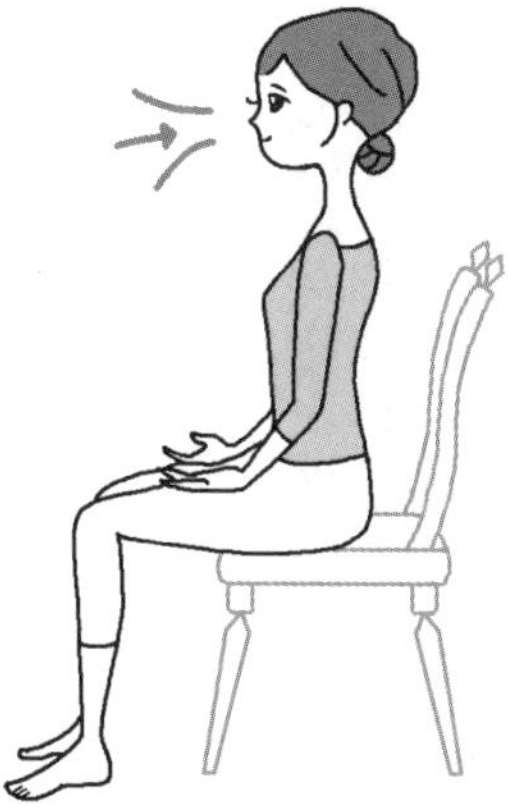

息を吐き切ったら、ゆっくりと鼻から息を吸います。
ステップ③と④を繰り返すときは、お腹に手をあてる（ひし形をつくる）でも、手を前後ではさむ形でも、やりやすいほうを選んでください。

この呼吸のワークでポイントとなるのは、次の4点です。

ポイント① みぞおちと恥骨の位置を変えない。
ポイント② すべての動作をゆっくり行う。
ポイント③ 吐くときも吸うときも、力任せで行わない。
ポイント④ 肩や顔など、お腹まわり以外の場所に余分な力が入っていないかを確認する。

ドローインとは、お腹を凹ませたり膨らませたりしながら呼吸をするエクササイズのことです。この章で行っている**【呼吸のワーク】＝ドローイン**というわけです。そして、この**【呼吸のワーク②】**では、美姿勢ドローインという名前の通り、骨盤を立てた正しい座り方（美姿勢）で、腹式呼吸（ドローイン）を行っていきます。

第1章でも述べた通り、正しく座っているときは、筋肉を適切に使えている状態です。言ってみれば、軽めの筋トレを行っているのと等しい状態です。

その状態でさらに「お腹を凹ませる・膨らませる」を加えていくのですから、かなりの筋トレになっていることは想像に難くないでしょう。

とりわけ筋トレ効果を上げてくれるのが、前ページに挙げたポイント①と②です。たとえば、①の「みぞおちと恥骨の位置を変えない」ですが、その状態をキープしながらお腹を凹ませていくには、コアマッスルをかなり使います。つまり、**負荷の強い筋トレ**になるのです。

また②の「すべての動作をゆっくり行う」ですが、先述した通り、ゆっくり行うことで、**インナーマッスルをしっかり使う**ことになります。

日々の生活の中で、椅子に座る機会って相当ありますよね。

食事をしているとき、デスクワークをしているとき、通勤電車で座れたとき……。

そんなときに、「骨盤を立てて座る」と一緒に、**【呼吸のワーク② 美姿勢ドローイン】**も行う。「座るたびに……」というわけにはいかなくても、**1日3回でも行**

えれば、毎日確実に筋トレしている状態になります。わざわざジムに通わずとも、自分で気軽に、いつでもどこでも筋トレができてしまうわけです。

さらに、深い呼吸には**リラックス効果**もあります。カラダも鍛えられて、気持ちもリラックスできる。これぞ一石二鳥だと思いませんか？

座りながらの「2番締め」で、骨盤底筋に強力アプローチ！

【呼吸のワーク②　美姿勢ドローイン】まで体験していただいたところで、この本の真髄ともいえるワークの登場です。それが**【2番締めのワーク】**です。

「2番締め」と言われても、「なんのこと？」ですよね。私のレッスンでは、骨盤底筋群にある3つの通り道（解剖学の用語では「尿道・膣・肛門」）について、次の番号で呼んでいます（この本では、基本的にこれらの番号を使っていきます）。

- **おトイレの小（尿道）　↓　1番**
- **赤ちゃんの通り道（膣）　↓　2番**

・おトイレの大（肛門）　↓　3番

この1〜3番のホール（穴）を意識的に締めたり緩めたりすると、骨盤底筋群をめちゃめちゃ鍛えることができるのです。

たとえば、排尿や排便をガマンするつもりで、1番と3番をキュッと締めてみてください。骨盤底筋群がある位置も、同時にキュッと締まるのを体感されると思います。1番や3番周辺の筋肉がしっかりと使われている、ということです。

そもそも骨盤底筋群というのは、骨盤内にある骨盤臓器（子宮、膀胱、直腸）を底から支える役割を担っている筋肉群です。

それらの臓器の入り口である1〜3番を締めたり緩めたりすることが、骨盤底筋群の筋トレとして「効果アリ」というのも「なるほど納得」ではないでしょうか。

そして、ここでのワークで行っていくのは、「2番を締める」です。つまり、解剖学の用語でいえば、**「膣を締める」**ということです。

「膣って、意識して締められるものなの？」と思う方もいらっしゃるかもしれませんが、締められます！

ただ、実際にレッスンで生徒さんたちを見ていて感じるのですが、「2番締め」を体験したことがない方は、最初のうちはなかなかできません。そもそも2番の位置がいまひとつつかめない……という方もいらっしゃいます。

そこでまずはとっかかりとして、次の項目で、座りながら1～3番の位置の確認をしていきましょう。

座りながら1〜3番の位置を体感してみよう

椅子を用意して、まず骨盤を立てて座ります。

そのまま上半身を少し前傾して、「こんにちは」の姿勢をとってみてください。

お尻がちょっと浮き上がりますね。

このとき、座面についているのが1番で、座面から離れているのが3番です。

姿勢を戻して、今度は、上半身を後ろに倒して「椅子にもたれかかる」姿勢になってください。

このとき、座面についているのが3番で、座面から離れているのが1番です。

1番と3番の位置を、体感できましたか？

今度は、そのまましばらく、上半身を前後にゆらゆらさせて、1番と3番が座面に「つく」感覚を味わっていきます。

そして、ゆらゆら揺れながら、2番の位置を探っていきます。

たぶんこの方法でだいたいの方が2番の位置を感じられるのではないでしょうか。

そして、「ここが2番かな」と感じたら、その部分が真下になるように座ってみます。

このとき、**頭のてっぺんから2番のところまで、軸が1本通っている感覚があれば、2番が真下になっている状態です。**

この姿勢になっているとき、**骨盤もしっかり立っています。**

さあ、この姿勢がとれたところでさっそく**【2番締めのワーク】**をはじめていきましょう。

2番締めのワークをやってみよう！

【2番締めのワーク】

ステップ① 座った状態で、2番の位置を意識する。

ステップ② 2番にギューッと力を入れる。

ステップ③ これ以上、力が入れられないというところで、ゆっくり力を抜いていく。

いかがですか？ とてもシンプルなワークですが、2番を締めたことがない方は、これがなかなかできないようです。2番にまったく力が入らないという方もいます。

私自身、この2番締めを初めて体験したのは、40代前半の頃、バリ島にお住まいの先生のレッスンDVDを見たときだったのですが、先生から「膣をキュッと締めます」と言われても、正直、まったくその感覚がわかりませんでした。

ただ、他の筋トレと同じく、これも「継続は力なり」で、続けるうちにだんだんとできるようになっていきます（私自身もそうでした）。なので、今は「まったく力が入らない」という状態であっても、安心してくださいね。

とはいえ、「早く感覚をつかんでみたい！」という方もいらっしゃいますよね。

そうした方にオススメなのが、**とりあえず2番を思い切りギューッと締めてみること**。

じつはこれ、私が初心者の方向けのレッスンで行っている方法なのですが、レッスンでは「マックスで締めてくださいね！」と言っています。

荒療治ですが、これで加速度的に2番に力が入りやすくなります。その際、お尻や太ももの力を抜くことを忘れないでください。

ただし、ここで注意してほしい点があります。

先ほどから何度も言っているように、本書で行うワークはインナーマッスルを使っていくためのものです。そのため**「ゆっくり行う」**と**「余分な力を入れない」**が大切なポイントになります。

なので、この「ギューッと締める」を行うのは最初だけ。ギューッと力を入れてみて、2番の場所や力を入れる感覚をつかめてきたら、今度は**「2番以外で余計な力が入っていないかな」**と確認してみましょう。

肩はもちろんのこと、お尻だったり、太ももだったり、顔だったりに思いのほか力が入っていることがあります。それに気づいたら、ストンと力を抜いていきましょう。

そして、ギューッと締めた2番を緩めていくときには、**ゆっくり力を抜いていきます。**

さて、「2番を締める」という感覚がつかめてきたら、少しレベルアップしたワークに挑戦です。

呼吸も意識しながら2番締めを行っていく、というワークです。

【美姿勢2番締めのワーク】

ステップ① 骨盤を立て、2番（膣）が真下になるように座る。手のひらを上にして、太ももの上に置く。

ステップ② 「鼻から息をすっと吸って、鼻からゆっくり吐く」のを4回（4呼吸）繰り返す。

ステップ③ 軽く鼻から息を吸い、鼻から吐くタイミングで2番をピタ―っと閉じていく。

ステップ④ 次に、息が続く限りゆっくり2番を上の方向に引き上げていく。

ステップ⑤ 吐き切ったら、ゆっくり丁寧に2番を緩めていく。③〜⑤は4回（4呼吸）繰り返す。

ステップ⑥ ③〜⑤をさらに4回繰り返す。

ステップ①

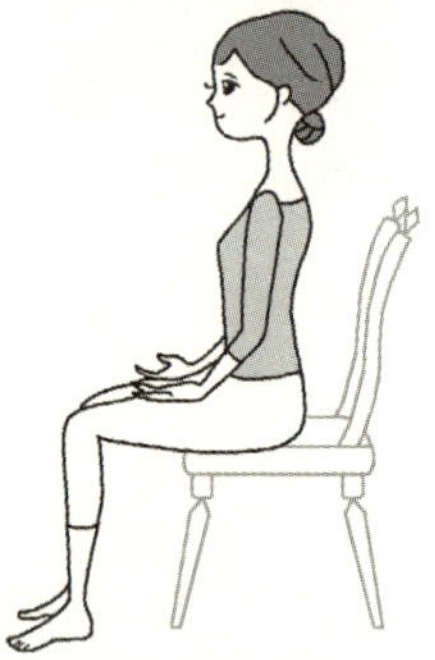

骨盤を立て、２番(膣)が真下になるように座ります。手のひらを上にして、楽にして太ももの上に置きましょう。

ステップ②

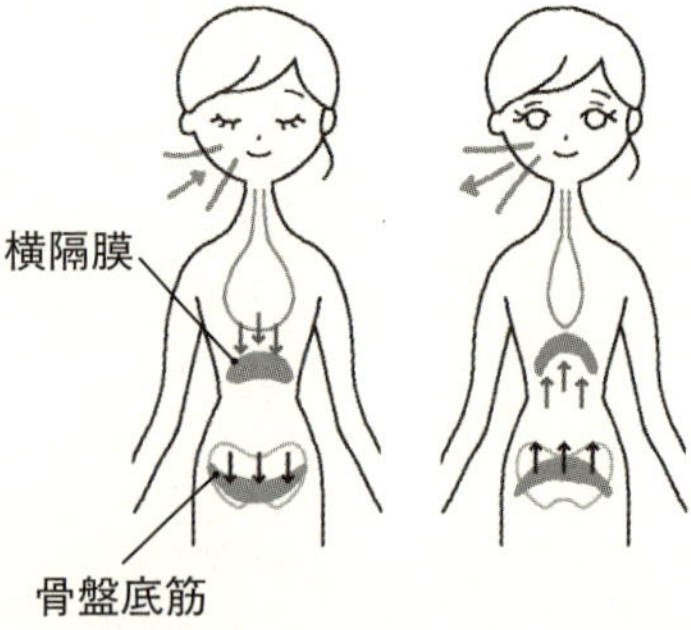

息を鼻から吸って、鼻からゆっくり吐くのを、４回繰り返します。
吸うときは「横隔膜と骨盤底筋が下がる」、吐くときは「横隔膜と骨盤底筋が上がる」ようなイメージを持つといいでしょう。

ステップ③

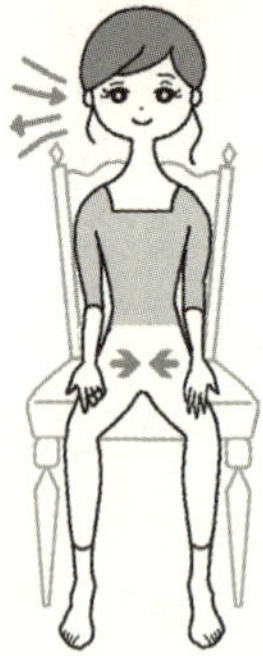

軽く鼻から息を吸い、鼻から息を吐くタイミングで、２番を左右からピターっと閉じていきます。

ステップ④

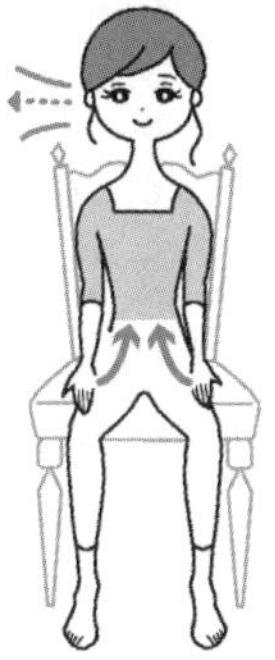

息が続く限り、２番を上の方向にゆっくり引き上げていきます。「エッフェル塔」をイメージしましょう。

ステップ⑤

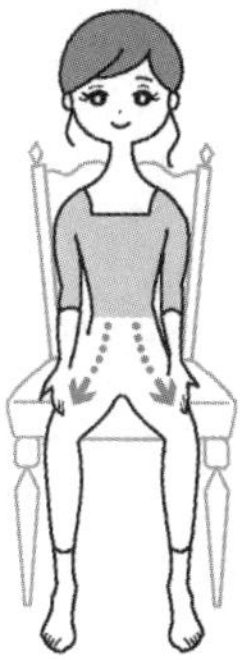

息を吐ききったら、２番をゆっくりゆるめていきます。

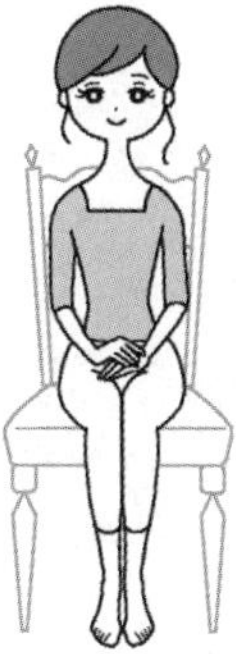

慣れてくると、脚を閉じたままでもできます。周りから見ても、エクササイズしているとは気づかれません！

このワークは、呼吸と2番締めのダブルでコアマッスルに働きかけるわけですから、筋トレ効果は抜群です。

ただ、「呼吸をしながら2番を締め上げていく」というのは、呼吸にも2番締めにも慣れていない段階では、「難しい～」と感じてしまうかもしれません。

そんなときは、**ひとつずつ行っていく**のがオススメです。つまり、最初からステップ①～⑤までをひと通りやろうとするのではなく、「まずはステップ①から」と、ステップごとにやっていくのです。

右のワークの場合、ステップ①と②はこれまでのワークで、ある程度、できるようになっているかと思います。

手こずるとしたら、ステップ③と④（場合によっては⑤も）あたりかと思います。ご自身が手こずるステップは、何回も繰り返し行ってみてください。

そもそも人間のカラダは、「初めてのこと」は1個ずつしかできないものです。なので、何らかの動きを習得しようと思ったら、**動きをひとつずつカラダに覚え込**

ませていくのが早道です。

ピアノの稽古でも、初心者のうちは、いきなり両手で弾きませんよね。右手を練習して、左手を練習して、それぞれがある程度弾けるようになってはじめて、両手での練習になると思います。

このワークも、そうした方法で習得していくのがオススメです。

そして、ある程度スムーズにできるようになったら、食事や仕事、通勤電車等で座るたびに、とりあえず**4回くらい**行ってみましょう。

呼吸のワークと違って、このワークは自然な呼吸で行いますので、傍《はた》から見ても何か特別なことをしているようには見えないでしょう。

このワークは、誰にも気づかれずに、美姿勢の状態でゆっくり2番を締め上げながら、骨盤底筋群を含めたコアマッスルを鍛えていける、いつでも、どこでもできる筋トレなのです！

第3章

骨盤をほぐすと、カラダがさらに快適に

座っている時間が、エクササイズの時間に変わる

第1章では**【骨盤を立てる座り方の4ステップ】**（27ページ参照）を、第2章では**【呼吸のワーク②　美姿勢ドローイン】**（81ページ参照）と、**【美姿勢2番締めのワーク】**（95ページ参照）をみなさんに体験していただきました。

これらは大きな動作をするわけではないので、傍からは「トレーニングをしている」とは気づかれにくいと思います。

【呼吸のワーク②　美姿勢ドローイン】の場合、いつもより呼吸を大きめに吸ったり吐いたりはしますが、これもまわりから「深呼吸をして、気持ちを落ち着けているんだろう」くらいにしか見られないのではないでしょうか。

……ということで、この本で紹介するエクササイズは、基本的に**座るチャンスさ**

えあれば、いつでも、どこででもできます！

たとえば、電車やバス、カフェなどで、座ってぼんやりスマホを眺めている時間なんて、このエクササイズをするのにうってつけです。

まずは**【骨盤を立てる座り方の4ステップ】**です。自宅以外で行う場合で人の目が気になるときは、手を胸の上や股関節に置く必要はありません。また、それぞれの動作も、心の中で言葉にしていきましょう。

最初は**「胸を開く」**でしたね。

胸の上の方（大胸筋と小胸筋のあたり）を軽くすっと開いていきます。このとき、肩に力が入らないように注意しましょうね。

その姿勢を保ったまま、股関節を奥に折り曲げた状態で座ります。そして、前かがみになった上半身をまっすぐに立てていきながら、2番（膣）が真下の位置にきていることを確認し、かつ坐骨が座面を押している感覚を意識しましょう。

この姿勢をとれているときは、ほぼ骨盤が立っているといっていいでしょう。

そして、この姿勢をキープするために、第2章で解説した**コアマッスル（骨盤底筋群、横隔膜、腹横筋、多裂筋）**がしっかり働いてくれています。

つまり、ただ座っているだけで、しっかりとカラダの深いところにある**インナーマッスル（深層筋＝コアマッスルもこれに属します）**を鍛えられるわけです。

この姿勢をキープしているだけでも、適度な筋トレになりますが、せっかくですから、このタイミングに**【呼吸のワーク② 美姿勢ドローイン】**や**【美姿勢2番締めのワーク】**も行っておきましょう。

とくに、**【美姿勢2番締めのワーク】**は、傍からはエクササイズをしているようには見えないにもかかわらず、筋トレとしての強度はハッキリ言ってかなり高めです。コアマッスルに強力にアプローチできます。短期間でカラダを変えていきたいという場合には、「座るたびに1セット（95ページのステップ③&④を4回）」を習慣にするといいと思います。

スマホを眺めているときは、画面にばかり意識が向かって、カラダはなんとなくダラ〜っとなりがちです。さらに、画面に集中するあまり、だんだん頭が下がっていき、気がつくと猫背の姿勢で画面を食い入るように見続けている……。そんな方を、電車内などでたくさん見かけます。

こうした姿勢を長時間続けていると、首や肩のコリをはじめとしたさまざまなカラダの不調が起こって当然です。

一方、骨盤を立てる座り方を習慣にしたときにカラダに起こることとは、この逆です。コアマッスルがその姿勢をキープするためにしっかり働き、筋トレとなります。カラダに余計な負荷がかからず首や肩、腰などのコリも起こりにくくなります。

日常の何気ない時間に、カラダの使い方を意識するかしないかで、一方は健康なカラダへ、もう一方は不調なカラダへと、ベクトルの向かう方向がまったく逆になってしまうのです。これはすごく怖いことですし、何より時間の使い方としてもったいないですよね。
なので、**座る機会があったら「筋トレのチャンス！」**と、ぜひこの本で紹介したワークを実践してみてくださいね。

ご参考までに、私が教えている生徒さんたちお墨付きの「効果あり！」の実践方法を紹介しておきましょう。
＊ベッドの上で横になったら必ず行う。
＊歯磨きをするときに、必ず行う（立った姿勢）。
＊赤信号で立ち止まったときに、必ず行う（立った姿勢）。

ここまで寝た状態と座った状態での美姿勢のワークを紹介してきましたが、感覚をつかめると立った状態でもできます。まさに、いつでもどこでもできるわけです。

カラダを鍛えるのに「特別な時間」は必要なし！

私のレッスンに通ってくる生徒さんたちとお話をしていて感じるのが、運動やトレーニングは「特別な時間にするもの」と思っている方が多い、ということです。

でも、本書でこれまで繰り返しお伝えしているように、運動もトレーニングも「特別な時間」をわざわざ設ける必要はありません。**日常動作の中で行えます。**

もちろん、テニスだったり、サッカーだったり、ランニングだったり、水泳だったりといった「スポーツ」は別ですよ。どんなスポーツでも技術を上げるためには、それを磨くための練習という「特別な時間」が必要です。

一方、「キレイでいたい」「健康でいたい」など、カラダを衰えさせず、よりよくしていくために運動やトレーニングを行う場合、「運動やトレーニング＝特別な時間」という考えは、この機会に捨ててしまいましょう。

「自分は運動不足だな……」と少なからず感じている方は多いと思います。

そこで、運動不足解消のためスポーツジムに入会してみたものの、2カ月くらいたつとだんだん幽霊会員になってしまい……という方も結構いらっしゃいます。

でも、そんなふうになるのは当然ではないかと思います。なぜなら「スポーツジムに通う」のは、やはり「特別な時間」だから。そして、発表会があるとか、大会で勝ちたいといった明確な「目標」がない限り、「特別な時間」にかけるエネルギーはなかなか続かないのではないでしょうか。

繰り返しますが、**カラダを鍛えていくのに、「特別な時間」は必要ありません。**

そのためには、座ったり立ったりという普段の動作の中で、カラダの仕組みに沿った形で、骨格（骨や関節など）を正しく使っていく。そのための動作をしっかり身につけて日常的に行っていく。これだったら、**気負うことなく、続けていけますよね。**なにせ、「日常動作」はその名の通り、毎日やっていることなのですから。

日常動作の中で無理なく続けられ、成果も実感

トレーナーという仕事をしていて、もっとも高い「壁」と感じるのは、「生徒さんたちが続かないこと」です。これは私に限らず、多くのトレーナーさんがもっとも悩み、かつ課題に感じていることなのではないでしょうか。

どの生徒さんも美姿勢ワーク（＝エクササイズ）をスタートした時点では、やる気がみなぎっていますし、続ける気も満々です。ところが、スタートして1カ月、2カ月……とたっていくうち、「忙しい」「今日はしんどい」「スタジオに行くにもお天気が悪いし…」……などいろいろな理由で続けられなくなってしまうのです。

どんなことにも言えますが、**継続しなければ上達しません。**抜群の筋トレ効果、ダイエット効果と定評のあるエクササイズであっても、1回やっただけでは効果は

出ません。このことはトレーナーとして断言できます。本気で効果を出したいと思うのならば、「継続」していくしかないのです。

なので、トレーナーとしては、いかに生徒さんたちに、エクササイズを継続していただくかが腕の見せどころとなります。

そして、なぜ生徒さんたちは継続してくれるのかといったら、**「成果」を実感できるから。**

「前より腰まわりが引き締まった」とか、「以前よりカラダの動きが軽くなった」とか、自分のカラダに起こっている何らかの「プラスの変化」を実感できることが、次へのモチベーションにつながっていくのです。

ただ、先述した通り、継続しなければ成果は出ません。成果が出始めるまでの期間、どうすればエクササイズを継続していただけるか……。そこに多くのトレーナーが頭を悩ませているのではないかと思います。

そこで、私が考えたのが、**「日常動作」の中でしっかりカラダを使い、鍛えていくこと。その継続の中で自分が目指すカラダをつくっていくこと。**

日常で当たり前のように行っている「座る」「立つ」という動作の中を用いて、さまざまなエクササイズを開発しているのはそのためです。

少し話が逸れましたが、私がここでみなさんにお伝えしたいのは、**「継続は力なり」**。

第1章、第2章でお伝えしたワークを、ぜひ毎日続けてください。続けるうちに、必ずカラダがプラスの方向に変わっていくことを実感されると思います。

上半身がす～っと伸びる、「押す感覚」を磨こう

ここで、座っているときにぜひ行っていただきたいワークをもうひとつご紹介します。**【美姿勢になる押すワーク①】**です。

【美姿勢になる押すワーク①】

ステップ① 骨盤を立て、2番が真下になるように座る。

ステップ② 坐骨の存在を確認し、そのまま坐骨で座面をす～っと押す。

ステップ③ ②の押している状態を5秒キープ。

ステップ④ ゆっくり押す力を抜いていく。

ステップ⑤ ②～④をさらに3回繰り返す。

坐骨の位置については、第1章で確認しましたが（49ページ参照）、覚えていますか？　両手をお尻の下に置いた状態で座ったときに、ゴツゴツとあたる骨です。その骨が座面につき、かつ2番が真下にくる姿勢になっていれば、まっすぐな姿勢で座れている状態です（つまり骨盤が立っている状態）。

これがステップ①の基本姿勢になります。

この状態で**坐骨です〜っと座面を押します。**

このとき、**上半身がす〜っと上下に伸びる感覚**があるかと思います。ちょっとだけ座高が高くなったような感覚です。それと、上半身がストンと軽くなったような感覚もあるかもしれません。

これは、坐骨を押す力に対する反作用として、座面から（地球から）「押し返される力」を受けることによります（子どもの頃、理科で習った「力の作用・反作用」の関係です）。

下に押す力と下から押し返す力とが互いに作用し合い、その結果、カラダ（ここでは上半身が）が上下にす～っと伸びていく、というわけです。

この「す～っと上下に伸びる感覚」で座れているとき、あなたの上半身はめちゃめちゃ「いい姿勢」になっているはずです。上半身にある骨格や筋肉、臓器等は、ほぼ本来のあるべき位置におさまり、どの部分にも余計な負荷がかかっていない状態。実際、この姿勢で座っていると、カラダ全体が楽だと思います。

「押し返す力」というのは、普段、まったく意識されていない方も多いと思います。実際、私たちが地面に足をつけていられるのは、重力があるからだけではなく、その重力に対して押し返す力があるからです。その押し返す力を活かすことで、すっと上下に伸びた「いい姿勢」をつくっていくことができるのです。

そして、**十分な押し返す力を得るには、十分に押す必要があります。**押す力が弱いと押し返す力も弱くなってしまい、カラダが上下にす～っと伸びず、ダラリとした状態になってしまいます。

なので、重要なのは反動をつけず、でも力まずにしっかり「押す」こと。座っているときであれば座面を、立っているときであれば地面や床をしっかり押します。そのためには「押す感覚」をしっかり持つことが重要で、その「押す感覚」を磨いていくのが、このワークです。

ちなみに、上半身がす〜っと上下に伸びているとき、逆に肩は下がっています。なので、この押すワークで肩が上がってしまうのはNG。肩の力をストンと抜きましょう。

押すワークで上半身がす〜っと上下に伸びるのは、前述した通り、押す力と押し返す力がお互いに作用するからです。なので、決して、肩の力で上半身をつり上げようとしないでくださいね。

骨盤まわりをほぐして、動きやすいカラダに！

ここまで「鍛える」ワークをメインにお伝えしてきましたが、カラダは鍛えるだけではダメ。**時々は「ほぐす」もしてあげることが大切です。**

スポーツをするときも、運動前に準備体操をしてカラダをほぐし、運動後に整理体操をしてカラダをクールダウンさせますよね。これを、日常的に座りながら、立ちながら、カラダを鍛えているときにも行っていくのです。

そこでここでは、座りながら自分でできる「骨盤ほぐし」のワークを3つご紹介します。

骨盤の動きは、大きく次の3種類があります。

①前後（前傾・後傾）
②左右（側方傾斜）
③回旋《かいせん》

まず①の「前後（前傾・後傾）」ですが、しゃがむ際に前かがみになったり、胸を張って腰を反らせたりしたときには、骨盤も動いています。前かがみになったりして腰が丸くなっているときには、骨盤は後傾しますし、腰を反ったような体勢の際には骨盤は前傾になります。

②の「左右（側方傾斜）」とは、足踏みをしているとき、階段を上っているときなどの交互に脚を上げ下げしているときの骨盤の動きです。脚を上げると、その上げた側の骨盤が上がり、反対側の骨盤が下がります。

③の回旋とは、たとえば、大股で歩いているときの骨盤の動きがまさにそれです。

骨盤の左右の一方が前に出ると、もう一方が後ろに下がるという具合に振り出すような動きになります。これが回旋です。

骨盤まわりの筋肉が硬くなっていると、これら3つの動きがスムーズに行えなくなります。

そのため、カラダのさまざまな部分に余計な力がかかってしまい、痛みの原因になったり、カラダが疲労を感じやすくなったり、ケガをしやすくなったり……といったマイナスのことが起こってきます。

なので、気がついたときに**骨盤まわりの筋肉を丁寧に動かし、ほぐしてあげて、骨盤が動きやすい状態をつねにキープする**ことが大切です。

そこで、座りながら自分でできる**「骨盤ほぐし」のワーク**を取り入れましょう、というわけです。

さっそくはじめていきましょう。

まずは、【骨盤の前傾・後傾の動きをスムーズにするワーク】です。

【骨盤の前傾・後傾の動きをスムーズにするワーク】

ステップ① 骨盤を立て、2番(膣)が真下になるように座る。手のひらを上にして、太ももの上に置く。

ステップ② 息を吐きながら、5秒くらいかけてゆっくりと胸を閉じ、腰を丸くしていく。両腕をカラダの前に伸ばし、両腕の手のひらは軽く握る。

ステップ③ 息を吐ききったら、今度は息を吸いながらゆっくりと胸を開いて腰を反らせていく。両腕は手のひらを上にして、大きく開くようにカラダの斜め後ろに伸ばす。

ステップ④ 息を吐きながら、ゆっくりと①の姿勢に戻る。

ステップ⑤ 呼吸を整えて、②~④をあと3回繰り返す。

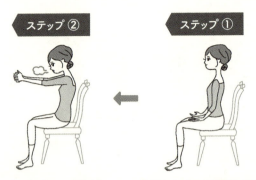

ステップ①

骨盤を立て、２番(膣)が真下になるように座ります。手のひらを上にして、楽にしてもものの上に置きます。

ステップ②

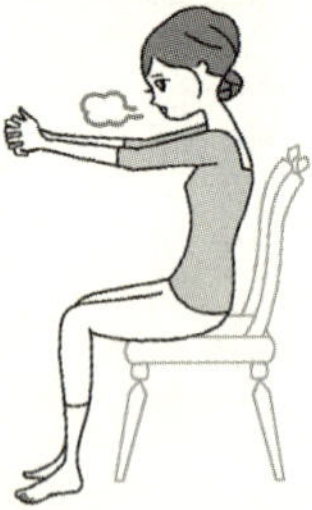

息を吐きながら、５秒くらいかけて胸を閉じ、腰も背中も丸めていきましょう。両腕はカラダの前に伸ばします。

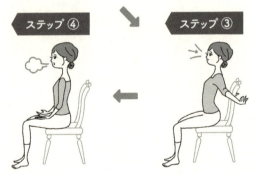

ステップ③

息を吐ききったら、今度は息を吸いながらゆっくりと胸を開いて、腰を反らせます。視線は斜め上に。両腕はカラダの斜め後ろに伸ばします。

ステップ④

息を吐きながら、ゆっくりと①の姿勢に戻ります。合計４回が目安です。

ステップ②③の**手の動き**がポイントです。
ステップ②のときには、両手のひらを合わせてぐ～っと前につき出してみましょう。
ステップ③のときには、両手を大きく開いて、しっかりと胸を開きます。
これは、ヨガの「キャット・アンド・カウ」のポーズの座ってできるバージョンです。このワークで骨盤まわりをほぐすことで、骨盤の前傾・後傾の動きをスムーズにします。

次は、**【骨盤の左右の動きをスムーズにするワーク】**です。

【骨盤の左右の動きをスムーズにするワーク】

ステップ① 骨盤を立て、2番が真下になるように座る。手のひらを上にして、太ももの上に置く。

ステップ② 鼻から息を吐きながら右の坐骨を下に下げ、それに合わせて右腕をまっすぐに、す～っと上に上げていく。

上げないほうの腕は同じ側の太ももの上に置く。

ステップ③ 鼻から息を吸いながら、ゆっくり①の姿勢に戻る。自分の中心を感じるために、一度手を合わせましょう。

ステップ④ 今度は、鼻から息を吐きながら左の坐骨を下に下げ、それに合わせて左腕をまっすぐ、す～っと上に上げていく。

ステップ⑤ 鼻から息を吸いながら、ゆっくり①の姿勢に戻る。

ステップ⑥ ②～⑤をさらに3セット繰り返す。

このワークは、先ほどの**【美姿勢になる押すワーク①】**（112ページ参照）をベースに、腕の動きや呼吸等を加えたものです。腕を伸ばすことで、かたまりやすいカラダの脇のエリアも一緒にほぐすことができます。

座面からの押し返す力を活かして、す～っと真っ直ぐ上に伸びていきましょう。

最後は、**【骨盤の回旋運動をスムーズにするワーク】**です。

ステップ①

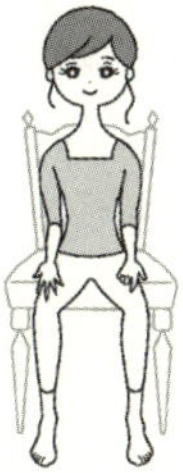

骨盤を立てて、2番が真下になるように座ります。手のひらを上にして、楽にして太ももの上に。

ステップ②

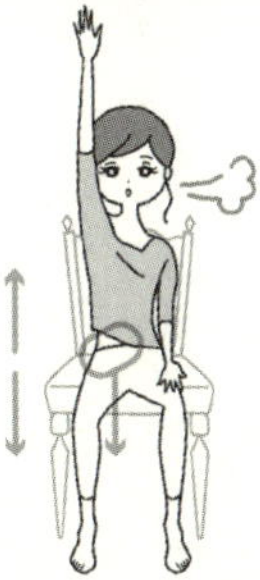

鼻から息を吐きながら、右の坐骨を下に下げ、右腕をまっすぐにす〜っと上げていきます。

ステップ③

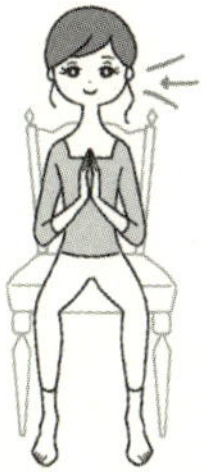

鼻から息を吸いながら、ゆっくりと①の姿勢に戻ります。自分の中心を感じるために、カラダの前で一度手を合わせましょう。

ステップ④

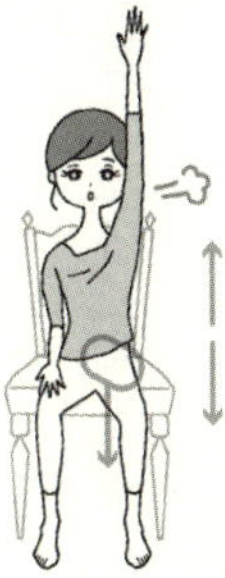

鼻から息を吐きながら、左の坐骨を下に下げ、左腕をまっすぐにす〜っと上げていきます。その後は、鼻から息を吸いながらゆっくり①の姿勢に戻ります。

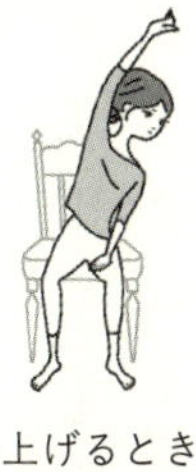

腕を上げるとき、カラダが横に倒れないようにしましょう。

【骨盤の回旋運動をスムーズにするワーク】

ステップ① 骨盤を立て、2番が真下になるように座る。
足は骨盤の幅に開く。手のひらを下向きにして、太ももの上に置く。

ステップ② 上半身はまっすぐにしたまま、右ひざをす～っと前に押し出す。
（このとき、左ひざは少し後ろへ）

ステップ③ 右ひざを元の位置に戻し、①の姿勢に戻す。
（このとき、カラダの中心軸を感じる）

ステップ④ 上半身はまっすぐにしたまま、左ひざをす～っと前に押し出す。
（このとき、右ひざは少し後ろへ）

ステップ⑤ 左ひざを元の位置に戻し、①の姿勢に戻す。
（このときも、カラダの中心軸を感じる）

ステップ⑥ ②～⑤をさらに3回繰り返す。

この3つのワークとも、**「骨盤をしっかりと動かす」**がポイントになります。

ステップ①

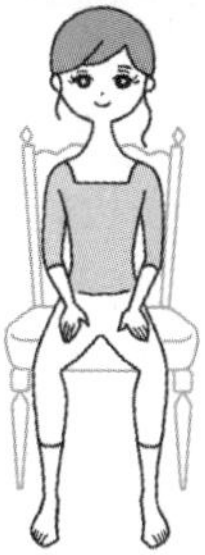

骨盤を立て、２番が真下にくるように座ります。足は骨盤の幅に開きます。手のひらを下向きにして、太ももの上に置きます。

ステップ②

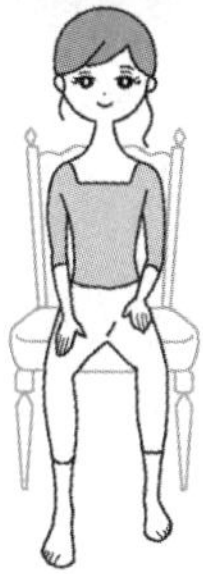

上半身はまっすぐにしたまま、右ひざをす～っと前に押し出します。このとき、左ひざは動かさず、むしろ、少し後ろに引く感覚です。

ステップ③

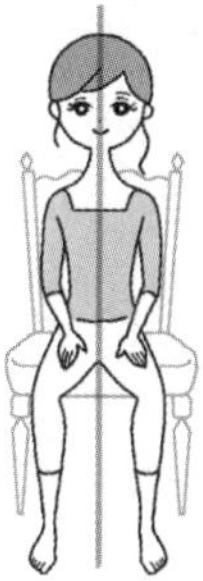

右ひざを元の位置に戻し、①の姿勢に戻ります。このとき、カラダの中心軸を感じましょう。

ステップ④

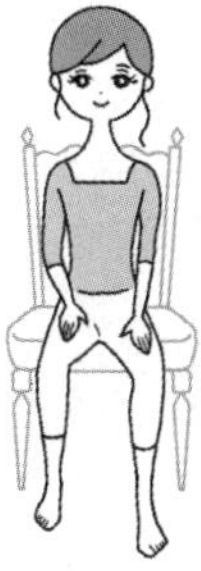

上半身はまっすぐにしたまま、左ひざをす～っと前に押し出します。このとき、右ひざは動かさず、むしろ、少し後ろに引く感覚です。その後は左ひざを戻し、①の姿勢に戻ります。

そのため、できるだけ**上半身の中心軸は動かさず、頭の位置も変えない**ことを意識しましょう。骨盤の動きとともに、肩や頭が動いている場合、せっかく骨盤をほぐしているのに、その効果が減ってしまいます。

これらのワークでは呼吸もつけていきますが、第2章で行った呼吸のワークのようなコアマッスルをしっかり使った呼吸でなくてOKです。ご自分にとって「心地よい」と感じる呼吸で行いましょう。

骨盤を前後・上下・左右にゆっくりと動かす動きと、心地よい呼吸とで、骨盤がほぐれるだけでなく、全身の血流が良くなる効果も期待できます。

座っているときに行うワークとして、ぜひ毎日の習慣に取り入れてみてください。

さて、ここまでずっと「座る」をメインにお話ししてきましたが、人間のカラダにとってもっとも基本となる動作がもうひとつありますね。

それは**「立つ」**です。

第4章ではいよいよ、カラダの仕組みに沿った「立ち方」を見ていきましょう。

第4章

美姿勢をキープしながら、楽にすっと立つ

椅子から、どのように立っていますか？

第1章から第3章まで、カラダの仕組みに沿った美姿勢での「座り方」を中心にお話をしてきました。

それでは、その美姿勢をキープしている状態で座っているときに、「立ってみましょう」と言われたら、みなさんはどうやって立ち上がりますか？

もし今、椅子に座れる環境にいらっしゃるのでしたら、まずは美姿勢で座って、そこから立ち上がってみましょう。

まずはおさらいで、美姿勢で座れているかのチェックです。

□ 胸の上のほう（小胸筋と大胸筋のあたり）を開いていますか？

□ 股関節は90度くらいに折り曲がっていますか？
□ 座面に対して、2番が真下になっていますか？
□ 坐骨で座面を押していますか？
□ ひざや足首は、それぞれ90度の角度で折り曲げていますか？
□ 肩はストンと下がっていますか？

美姿勢で座れていることを確認できたら、さっそく立ち上がってみましょう。

このあとすぐ、みなさんの立ち方チェックをしますので、ご自分がカラダ（とくに脚）をどう使っているかに、しっかり注目しながら立ち上がってくださいね。

ご家族やご友人などが、近くにいらっしゃるようでしたら、その方にお願いしてスマホ等で動画を撮っていただくのもいいと思います。

立ち上がりましたか？

さて、みなさんの立ち方は次のどれに当てはまりそうですか？

①脚を前に出して、何かにつかまりながら立つ。
②脚にものすごく力を入れて立つ。
③ひざがつま先より内側に入った内股の状態で立つ。
④脚を後ろに引いて、やや前かがみになって立つ。

これらの中で**④以外は、じつはカラダの仕組みをうまく活かし切れていない立ち方**です。

たとえば、①は脚を前に出していますが、この姿勢では脚に力が入らないので、カラダがぐらぐらしてしまいます。そこで、何かにつかまり、それを支えにして「よっこらしょ」と立ち上がるのです。

私たちのカラダは、本来、何かにつかまることなく立てるようになっています。何かにつかまりたくなるのは、地球上の重力をうまく活かせていないからです。

次に②は、脚力（とくに太ももの前）を強く発揮している状態で、脚に力を入れているから一見良さそうですが、本来は地面（＝床）をすっと押すだけで「立つ」

という動作はできます。「立つ」際に、カラダの特定の場所に力を入れていると、その場所に負担がかかってしまいます。これが「立つ」のが億劫になってしまう原因のひとつです。

逆に余分な力をムダに使わず、立ったり座ったりの動作ができるようになると、何度となく楽に繰り返せるようになります。

最後の③は、比較的女性に多い立ち方です。

女性の場合、親御さんなどから「女の子なんだから、ひざを閉じて座りなさい」としつけられた方も多いと思います。その結果、そうしたカラダの使い方が習慣になっているのかもしれません。

しかし、この立ち方はカラダの使い方としてとても残念なのです。というのも、内股（＝つま先よりひざが内側にあるという姿勢。ニー・イントゥ・アウトとも呼ばれます）とは関節がひねられた状態のため、その状態で立ったり動いたりがクセになっていると、股関節やひざ関節、足首などの関節を痛める可能性が高くなってしまうからです。実際、関節を痛める9割の要因は「内股」だといわれています。

「耳・肩・大転子・くるぶし」が1本の線上に！

では、唯一NGではない④の立ち方というのは、どのようなカラダの使い方をしているのでしょうか。

そこでまず確認したいのが、カラダの仕組みに沿った正しい立ち姿勢です。

それは、**耳・肩・大転子《だいてんし》・くるぶしが1本の線上になっている姿勢**です。

大転子とは太ものの付け根あたりの、出っ張っている骨の部分です。

みなさんもご自分の全身が映る鏡などの前に横向きで立ってみましょう。136ページのイラストにある立ち姿勢になっていますか？

この姿勢になっているとき、「美姿勢での座り方」と同じく、次のような状態になっているはずです。

- **頭はまっすぐ体幹の上に乗っている。**

・胸の上のほうが開いている。
・骨盤が立っている。
・ひざがまっすぐ前を向いている。

この姿勢で立てているときは、骨盤を立てて座っているときと同様に、カラダのどこにも余計な力がかからないので、非常に楽だと思います。

そして椅子から立ち上がる際に、座っているときの美姿勢をキープした状態ですっと立ち上がっているのが、④の立ち方なのです。

では、どうすれば④の立ち方ができるのでしょうか。

こちらについても次ページで、第1章の**【骨盤を立てる座り方の4ステップ】**（27ページ参照）と同じく、カラダの動きをステップに分けてワークにしてみました。**【美姿勢キープの楽な立ち方】**です。さっそくやってみましょう。

【美姿勢キープの楽な立ち方】

ステップ① 骨盤を立て、2番が真下になるように座る。手のひらを上にして、太ももの上に置く。足は骨盤の幅に開く。

ステップ② 猫背になっていないかを確認し、猫背になっていたら、両手で胸の上のほうに手をあて、胸をすっと開く。

ステップ③ (ひざから下の)脚をすっと後ろに引く。

ステップ④ 上半身を軽く前傾させる。

ステップ⑤ 足裏ですっと地面を押して立つ。

ステップ①

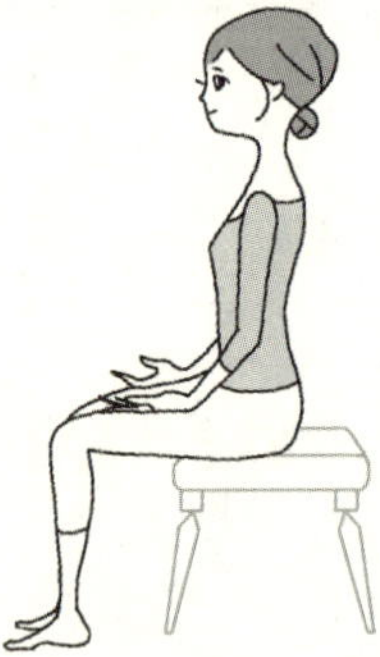

骨盤を立て、2番が真下にくるように座ります。手のひらを上にして、太ももの上に起きます。足は骨盤の幅に開きます。

ステップ②

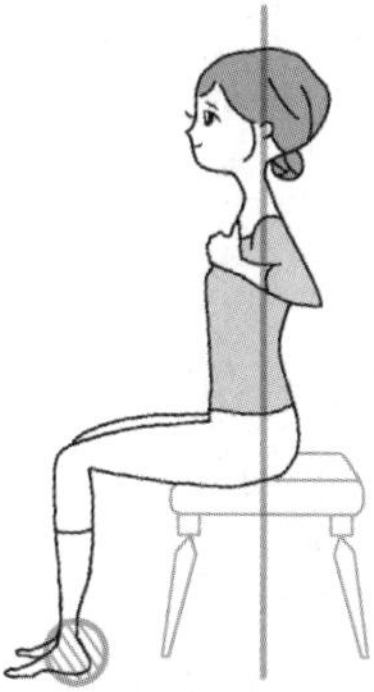

猫背になっていないか確認します。猫背になっていたら、両手で胸の上のほうに手をあて、胸をすっと開きましょう。

ステップ③

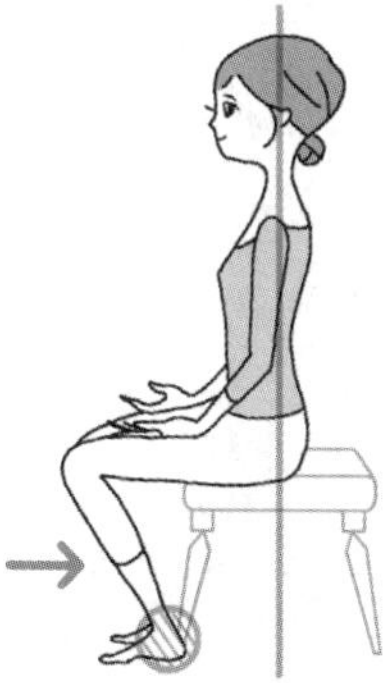

ひざから下の脚をすっと後ろに引きます。こうすると、くるぶしが、耳・肩・大転子のラインに近づきます。

ステップ④

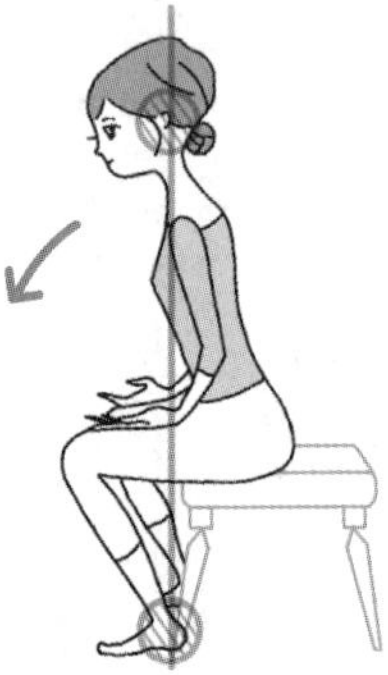

上半身を軽く前傾させます。「こんにちは♪」という感じです。すると耳のほぼ下に、くるぶしがきます。

ステップ⑤

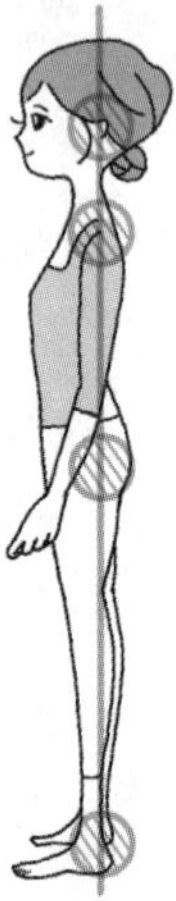

足裏で地面をすっと押して立ちます。このとき、脚に力を入れすぎないこと。

脚をすっと後ろに引くと、楽に立てる

実際にこのステップで立っていただくと、本当に楽に立てます。

なぜ楽に立てるのかというと、その理由のひとつが**「耳・肩・大転子・くるぶしが1本の線上」**という状態をずっと保てるからです。この姿勢が取れているとき、カラダに余計な力が入りません。

そして、その姿勢を取るためのカギとなるのが、ステップ③の**「脚をすっと後ろに引く」**なのです。

美姿勢で座っているとき、「耳・肩・大転子」の3つは1本の線上になります。しかし、「くるぶし」だけがこの線上からズレています。**その「くるぶし」を他の3つと、もっといえば、「耳」と「くるぶし」の縦の位置を揃えるための動きが**

「脚をすっと後ろに引く」なのです。

ただ、それでもまだ「耳」と「くるぶし」の縦の位置は揃い切れません。そこで、ステップ④の **「上半身を軽く前傾させる」** となります。こうすることで、ようやく「耳」と「くるぶし」の縦の位置が揃います。

その状態で、足の裏ですっと地面を押す。すると、**スクッと楽に立てます。**「よっこらしょ」と力を込めて踏ん張る必要もありません。そして、力を入れずに、無理なく立てるので、所作としてもキレイです。

この「脚をすっと後ろに引く」に関して、以前、ある生徒さんが興味深いお話をしてくださいました。

その生徒さんは、私のレッスンでこの立ち方を学んだ後、ご実家に里帰りされた際に、80代のお母さまにこの立ち方を教えられたのです。すると、お母さまは大感激をされた、というのです。

そのお母さまはひざに痛みをお持ちで、その痛みをかばうために、立ち上がるときは必ず何かにつかまっていらしたそうです。

そこで娘さん（私の生徒さん）が、お母さまの立ち上がり方を観察されたところ、脚を前に出されたまま「よっこらしょ」となさっていたことを発見。私のレッスンで習った**【美姿勢キープの楽な立ち方】**を思い出し、「脚をすっと後ろに引いてみるといいみたいよ」とアドバイスされたそうです。

ところが、お母さまからの返事は、「そんなことできない！」。理由を尋ねてみると、「脚を後ろに引いたら、前につんのめって倒れてしまいそうで怖い」とのことでした。

そこで、娘さんが「私が支えているから、とりあえず一度やってみて」とお母さまに勧めたところ、「介助してくれるなら」とトライ。

すると、すっと楽に立てて、お母さまもビックリされていたそうです。

そして、「こっちのほうが立ち上がりやすい」と、その後は立ち上がる際、「脚をすっと後ろに引く」を意識されるようになったのだとか。「立つのが楽になったと、とても喜んでくれてます！」との嬉しいご報告をいただきました。

じつは、このお母さまに限らず、シニア層の方々の立ち上がり方を拝見していると、脚を前に出されたまま立ち上がる方は結構多かったりします。

その理由は、もしかするとこのお母さまと同じく、「脚を後ろに引くと倒れそうで怖い」という感覚によるのかもしれません。

しかし、カラダの仕組みからすると、むしろ逆です。**足裏をしっかり地面（床）につけた状態で脚を引いたほうが、じつは安定するのです。**

というより、脚を前に出したままで立ってしまうと、脚にすっと重心を載せることができず、ひざに余計な負荷をかけてしまいます。その結果、ひざを痛めやすくなってしまうのです。

なので、立ち上がるときには、脚を後ろにすっと引く。この本をお読みのみなさんも、もしシニア層の親御さんがいらっしゃるのでしたら、ぜひこのカラダの使い方を勧めてあげてくださいね。

足裏ですっと押し、「押し返す力」をうまく使おう

この**【美姿勢キープの楽な立ち方】**だと楽に立ち上がれる理由には、これ以外にもうひとつあります。

それはステップ⑤の**「足裏ですっと地面を押して立つ」**という動作があるからです。

こうすることで、**足裏が地面（床）から押し返す力をもらうことができ、それを立つときに活かせる**のです。第3章の**【美姿勢になる押すワーク①】**（112ページ）で、座面を坐骨ですっと押すことで、それに対する反作用として座面（地面）から押し返す力をもらえる、と述べました。理屈はあれと同じです。

そして、第3章の**【美姿勢になる押すワーク①】**では、その座面からの押し返す

力を活用してカラダを上下にすっと伸ばし美姿勢をキープしたわけですが、それにプラスして、その押し返す力を、すっと楽に立ち上がるためにも活用していくのです。

逆に、この押し返す力をうまく活用せず、美姿勢をキープしようとすると、カラダ全体に余計な力が入ってしまいます。たとえば、座っているときであれば、腰や肩に力を入れて美姿勢をキープしようとしたり、立って動作をするときであれば、脚にギュッと力を入れて踏ん張ってしまったり……。

これでは、カラダ全体に余計な負荷がかかり疲れやすくなってしまいます。さらに、負荷のかかっている部分がこりやすくなります。場合によっては痛めてしまうことだってあります。そしてなにより、余計な力が入っているときは、見た目にも、あまり美しくありません。

つまり、自分で頑張りすぎず、うまく押し返す力を活用したほうが、はるかに効率的に動けますし、カラダにとって楽なのです。

でも、レッスンでこの話を生徒さんたちにすると、「頭ではわかっているんですけど、うまく押し返す力を活かせないんですよね」という悩みをしばしば伺います。ストイックな頑張り屋さんほど、そういう傾向が強い印象です。「何かに頼ってはいけない！」という思いが強いのかもしれません。

でも、頼っていいんです。せっかく床や座面から（というより地球から）押し返す力をいただいているのです。それを大いに活用していきましょう。

と言われても、「それはわかっているんですけど……」という方のために、次のワークを用意しました。**【美姿勢になる押すワーク②】**です。

「押し返す力」への感度を磨き、かつ上手に活かせるようになるためのものです。第3章では坐骨で座面を押すワークを行いましたが、今回は、足裏で床を押すワークです。

これは、座って行っても、立って行ってもOKです。いずれにしても、カラダを美姿勢に整えてからスタートします。

【美姿勢になる押すワーク②】

ステップ① ゆっくりと息を鼻から吐きながら、5秒くらいかけて足裏全体で地面を押していく。

ステップ② ゆっくりと息を鼻から吸いながら、5秒くらいかけて足裏の力を抜いていく。

ステップ③ ①と②をさらに3回繰り返す。

このワークは、「押し返す力」への感度を磨くだけでなく、下半身の血行を良くする効果もあります。

長時間立っていないといけないとき（あるいは、座っていないといけないとき）などに、ストレス解消にオススメのワークでもあります。

美姿勢をキープできているか、動作の中でチェック！

さて、美姿勢をキープして立ち上がる方法がわかったら、今度は、その姿勢をキープしたまま動いていきましょう。

そのために意識したいのが、次のチェックポイントです。

□ 胸の上のほうが開いていますか？
□ 肩の力はストンと抜けていますか？
□ 腰は後ろに反っていませんか？
□ 逆に腰が丸くなっていませんか？
□ 足裏で床をすっと押せていますか？

立って、何かしら動作をしている際には、ぜひ、このリストにある項目をチェックしてみてください。その際のポイントは、**ひとつずつ確認していくこと**です。

そもそも、プロのアスリートならともかく、一般の人たちにとって、その瞬間、瞬間で意識を向けられるのは1カ所というのが普通です。胸、肩、腰、足裏などに同時に十分な意識を向けることは、たいていの人にとって不可能です。

第1章の**【骨盤を立てる座り方の4ステップ】**（27ページ参照）でもそうでしたよね。「胸を開く」→「股関節を折り曲げて座る」→「上半身を立てる」と、一つひとつの動作を確認しながら行う流れになっています。これは、「人間は今この瞬間、1カ所にしか注意を向けられない」という特性にのっとって開発したからです。

ですから、美姿勢をキープするときも、「一つひとつの動作を確認する」を原則にしましょう。

「胸は開けているかな?」→「OK」

「肩の力はストンと抜けているかな?」→「OK」

……という具合です。

また、美姿勢をチェックする際に、145ページに挙げた5つすべての項目を確認する必要はありません。5つの項目を毎回すべて確認するのでは、疲れてしまい、美姿勢チェックがだんだん面倒になって、結局、続かない……となりかねません。

なので、「今回は、胸と足裏をチェックしよう」と、**チェック項目を絞り込んで、それを確認する**という方法でまったく問題ありません（チェック項目がひとつでもOKですよ）。

第3章でも述べましたが、続けることが何よりも重要です。続けた先に「変化」があるのです。なので、だんだんしんどくなるやり方はご自分に強いないこと。

それよりも「楽しく続けるには、どうするといいかな〜」を追求するほうにベクトルを向けましょう。そのほうが継続できますし、継続しているうちに、自然と美姿勢をキープできるようになります。

美姿勢での所作は、周りの人を魅了するほど美しい

美姿勢をキープしたままカラダを動かすことが習慣になっていくと、第1章ですでに述べた通り、だんだんとご自分のカラダにさまざまなプラスの変化が起こってくることを実感されると思います。

そのひとつが、**カラダが引き締まっていく**こと。

「座り方」のところでも繰り返しお伝えしましたが、美姿勢を保つということは、自分で意識しないうちに、負担なくしっかりと筋肉が使えている、ということです。それだけで軽い筋トレになります。

そのため、それが日々の習慣になれば、日常の動作のほぼすべてが筋トレになっていくわけですから、当然、カラダが引き締まっていきます。

これが嬉しいカラダの変化のひとつ目。

それと、私の生徒さんの多くが実感されているのですが、**所作が美しくなる**こと。美姿勢だとカラダの骨や関節、筋肉などを、その仕組みに沿った形で適切に使っていけるようになります。そのため、カラダにムダな力がかかりにくくなります。ムダな動きも減っていきます。その結果、さまざまな動作が楽にできるようになり、かつ所作もとても美しくなるというわけです。

ファッション関係のお仕事をされている方のエピソードを紹介しましょう。

その方は折に触れて、とあるファッションの集いに参加されています。いつもセミオーダーの洋服を着ていらっしゃるのですが、同じ洋服を着ている方々から、**「何か違う！」「とても素敵！」**と毎回注目を浴び、「どんな運動をされているのですか？」としょっちゅう聞かれたそうです。

そこで、「特に運動はしていないんですよ」と答えていたのですが、そのたびに驚かれるので、「美姿勢トーニングというコンディショニング・ワークを習っています」と答えるようにしたといいます。その結果、なんと「ファッションが大好き！」という人に向けた新しい美姿勢のクラスが誕生したのです。同じ洋服を着ていても、見違えるように素敵に見える。そんな美姿勢を身につけたいというニーズに応えたものです。

もうひとつ、アパレルショップで働く私の生徒さんのエピソードです。

その方は、広報の一環として、ショップで販売している服を着た動画をインスタグラムに定期的に投稿されていました。するとある時期から、その投稿を見て来店されるお客さまが増えはじめたそうです。そして、その「時期」が、彼女が周りの人たちから**「姿勢がキレイだよね！」**と褒められるようになったタイミングと重なっていたのだとか。

私も、その嬉しいご報告とともに、その方の映る動画を見せていただいたのですが、本当に素敵でした。美姿勢を自然にキープして、動きの一つひとつが美しい。どのタイプの洋服を着用されていても、「おっ、キレイ！」と目をひきます。お客さまたちがその動画を見て、「この服、ほしい」と思われるのも納得でした。

美姿勢でいると、次の動作にすぐに移れる

美姿勢がキープできるようになって得られる、カラダのプラスの変化として、生徒さんがよくおっしゃるのが、**「カラダがすごく楽になった」**ということです。

これは、先述の「所作が美しくなる」とも関連しています。つまり、カラダを効率的に使えるようになり、ムダな動きが減る、ということです。

そして、私自身の考える「良い姿勢」というのは、まさにこれだと感じています。

よりわかりやすく言うと、**「次の動作にすぐに移れる状態になっている姿勢」**ということです。つまり、今現在の動作をしつつ、無意識のうちに次の動作の準備もできている姿勢。これこそが「良い姿勢」だと私は考えています。

次への**準備姿勢**ができていると、カラダにも余裕が生まれます。「余裕がある」というのは、何事においても大事ですよね。気持ちしかり、時間しかり、お金しかり……。

これはカラダの動かし方にもいえて、日常の動作においても「余裕がある状態」は、私たちが生きていくうえでとても重要です。

たとえば、危機的な状況に遭遇したときでも、準備姿勢ができていれば「逃げなければ！」と思った瞬間に、カラダが逃げる動作にすぐ移れます。そのため、生き延びる可能性が高くなるのです。

また、余裕があれば、カラダの無理な動かし方をしなくなるので、転倒などの事故も起こりにくくなります。

いかがでしょう。この本でご紹介しているさまざまなワークを習慣にしていただき、美姿勢に磨きをかけて、楽で余裕のあるカラダをぜひ手に入れていただきたいと思います。

美姿勢スクワットで、下半身を鍛えよう

ここまで「立ち方」について、「美姿勢」をキーワードにお話ししてきました。

じつは先ほどの**【美姿勢キープの楽な立ち方】**（134ページ参照）は、それ自体がすでに軽めの筋トレです。なので、毎日の立ち上がりの動作において、このワークのステップ①〜⑤を意識していただくと、着実にカラダを鍛えていくことができます。

しかも、「立ち上がる」という動作は1日に何回もしています。見方を変えれば、**それだけ筋トレのチャンスがある！**　ということです。わざわざジムに通ったりして筋トレ時間を確保しなくても、カラダを美姿勢キープで使うことを習慣にしていけば、日々の生活の中でしっかり鍛えていけるのです。

一方で、ときには「もう少しカラダに負荷をかけて鍛えたい！」という日もあるかもしれません。そんなときには、次にご紹介する、この**【美姿勢キープの楽な立ち方】**を応用した**【美姿勢スクワット】**をぜひ行ってみてください。

「立ち上がる」や「座る」という動作は、スクワットの基本形です。スクワットの動きを頭に浮かべてみてください。立ったり座ったりをシンプルに繰り返す動きですよね（お尻の下あたりに「エアー（空想上）の椅子」があるイメージです）。

美姿勢をキープしながら、立ったり座ったりすることで、スクワットのように下半身や骨盤まわりの筋肉を鍛えていくことができるのです。

では、さっそく**【美姿勢スクワット】**をはじめてみましょう。

これは立ったり座ったりのエクササイズになりますので、まず椅子を用意してください。その椅子の前に美姿勢キープで立つことからスタートです（156〜157ページのイラストでは、椅子を省いています）。

【美姿勢スクワット】

ステップ① 美姿勢キープで立つ。
(耳・肩・大転子・くるぶしが1本の線上に)

ステップ② 手は胸の上にそえて、胸の上のほうをすっと開く。

ステップ③ 両手を股関節のところにあてる。

ステップ④ 両手を股関節のところにあてたまま、股関節を折り曲げる。

ステップ⑤ 座面にお尻がつく手前で動きを止めて、今度は足裏で床をすっと押しながら①の美姿勢に戻る。

ステップ⑥ ①~⑤をさらに3回繰り返す。

ステップ⑦ 4回目で、椅子にすっと座る。
手はひざの上に置く。

ステップ①

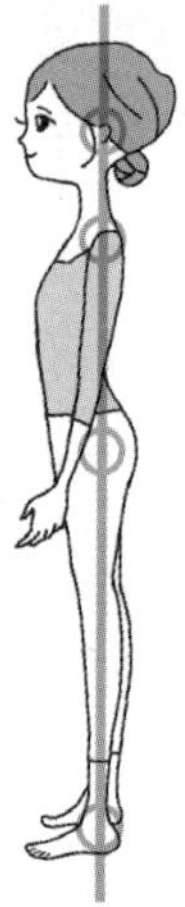

耳・肩・大転子・くるぶしが1本の線上になる美姿勢で立ちます。力まずに、脱力した状態で立ちましょう。

ステップ②

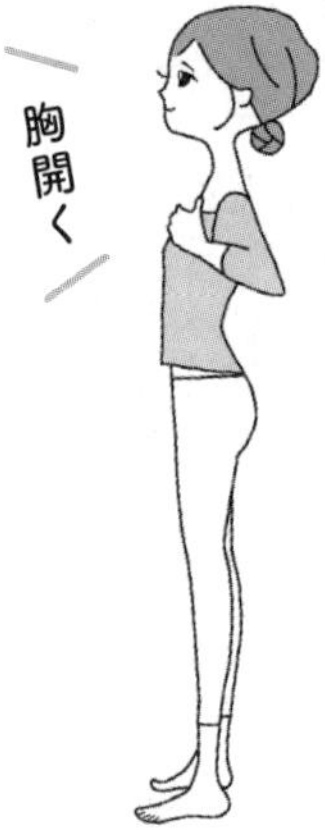

手を胸の上にそえて、胸の上のほうを開きます。その際、「胸開く」と声に出しましょう。

イラストでは椅子を省いています。

ステップ ③

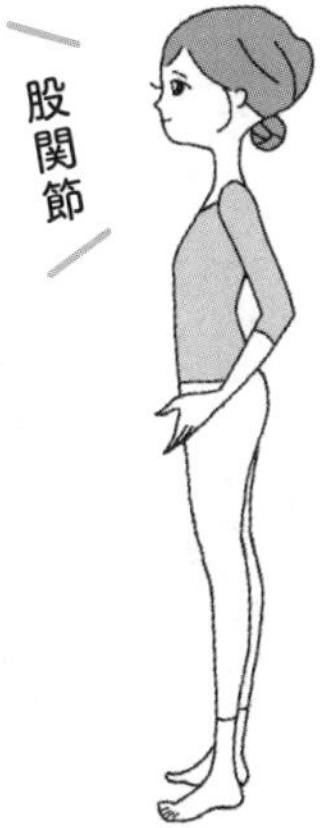

両手を股関節のところにあてます。「股関節」と声に出しましょう。

ステップ ④

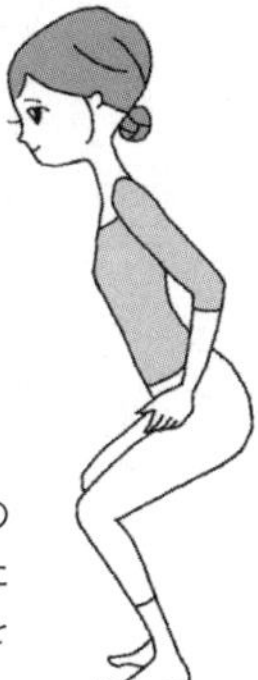

両手を股関節のところにあてたまま、股関節を折り曲げます。

ステップ ⑤

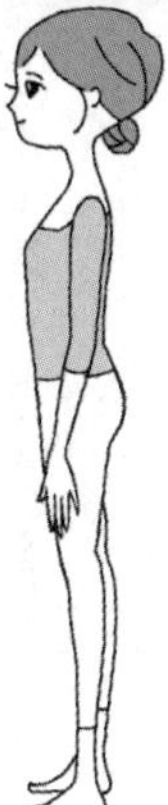

座面にお尻がつく手前で止めて、足裏で床をすっと押しながら①の姿勢に戻ります。
日常的な動作の、「座る(直前)」「立つ」がスクワットになります。

いかがですか？　まさにスクワットの動きですよね。①～⑤を4回繰り返すだけで、かなりの「鍛えた感」を得られると思います。

さらに、時間にも気持ちにも、体力的にも余裕のあるときは、①～⑤×4を1セットにして、4セットくらい行ってみるのもいいと思います。

頑張れる方は8セットにトライ！（もちろん、セット間に短い休みを挟みながらで大丈夫です）。

そこまでやれば、**ほぼ本格的な筋トレ！**

レッスンでも「ある程度スピード感をもって鍛えたい！」という生徒さんにはお勧めしている方法です。

ただし、1セットでも十分に筋トレになるので、これはあくまでも気が向いたとき用と思ってください。

注目ポイントを決めて意識すると、さらに効果的！

この**【美姿勢スクワット】**も含め、この本で紹介しているエクササイズ（ワーク）は、どれも「4回繰り返す」としていますが、この4回という「数」はあくまで「目安」です。実際のところ、何回行っていただいてもOKです。この数より少ない日があってもいいし、多い日があってもいいのです。

回数にこだわるよりも、**「毎日続ける」**ことを大切にしてください。1日に100回を月に1回行うよりも、1日4回を毎日行ったほうが確実に効果を得られます。

さらに、「数」をこなすよりも、はるかに私が重要だと考えていて、みなさんにも実践していただきたいのが、**1回ごとにカラダの注目ポイントを決めて、そこに意識を向けていく、**です。

【美姿勢スクワット】を例にして、具体的な方法を見ていきましょう。

1回目 足裏に重心が乗っているかを確認する

この**【美姿勢スクワット】**では、**重心はつねに足裏に乗っているのが正解**です。

逆に重心が足裏以外の別のところに乗ると、バランスが取れず不安定になります。

そのため、すべてのステップにおいて重心が足裏に乗っているかに注目して行っていきます。

2回目 猫背になっていないかを確認する

ステップ②で胸の上のほうを開いた時点までは、たいていの人は猫背になっていません。ところが、ステップ③、④…と進むにつれて、猫背になっていく場合があります。そこで、2回目は、**つねに「猫背になっていないか」を意識**しながら、エクササイズを行います。

3回目　前かがみになりすぎていないかを確認する

この**【美姿勢スクワット】**では、ステップ④の股関節を折り曲げるところで、やや前かがみになりますが、人によっては頭が前に出すぎて、前かがみになりすぎるケースがあります。これでは美姿勢が崩れてしまいます。前かがみになる目的は、耳とくるぶしの縦の位置を同じにすることでしたね。

そこで3回目は、前かがみになりすぎていないかを確認していきます。**腰を丸めず、お腹と太ももを近づけるという感覚**が体得できるとベストです！

4回目　息が止まっていないかを確認する

このエクササイズは、**自然呼吸**で行います。しかし「エクササイズ中、つい息を止めてしまう」のは、レッスン「あるある」です。

なので、注目ポイントのひとつに「呼吸」もぜひ入れていただければと思います。

右に挙げた「注目ポイント」はあくまでも一例です。実際にご自身ではじめてみると、ご自分のカラダの動かし方のクセにいろいろ気づかれると思います。

たとえば、「肩に力が入って、いつもキュッと上に上がっている」とか、「つい内股になってしまう」とか……。

そうしたカラダの使い方としてあまりよろしくないクセを発見したら、ぜひこのエクササイズでの「注目ポイント」にして、解消していきましょう。

さて、第1章からここまで、「座る」「立つ」をベースに、カラダを鍛えるためのいくつかのワークをご紹介してきました。カラダを鍛える系のワークの紹介は、ひとまずここで終了です。

次の第5章はこれまでとはちょっと違った目線で、みなさんにぜひお勧めしたい**「美姿勢」習慣**についてお話ししていきたいと思います。

第5章

「キレイ」に磨きがかかる、素敵な習慣

「キレイになりたい」という気持ちを抑えていませんか？

私が教えている生徒さんたちのボリュームゾーンは40～60代の女性たちです。その年代の生徒さんたちに、最初のレッスンの際、「なぜ、受講されようと思ったのですか？」と伺うと、「もっと動けるカラダになりたい」「腰痛や肩こりを解消したい」「健康維持のため」など、**美容よりも健康を理由に挙げる方が圧倒的に多い**です。

20代、30代の生徒さんたちの場合、「スリムになりたい」「もっとメリハリのあるボディになりたい」「もっと姿勢を良くして、キレイな見た目になりたい」など、美容を理由に挙げられる方が多いのとは対照的です。

ただ、みなさんからそうした「健康」をキーワードにした受講理由を伺うたびに、私はこう思ってしまうのです。**「本当にそれが『本音』ですか？」**と。

みなさん、口では「健康のため」「痛みを解消するため」とおっしゃっています。でも、「本音のところでは、もしかすると違うのでは……?」という疑問が私の頭の中にモヤモヤ〜と浮かんでしまうのです。

もちろん、「もっと動けるカラダ」や「痛くないカラダ」「健康なカラダ」を手に入れたいという思いにウソはないでしょう。でも、その言葉で**「キレイでいたい」「もっと美しくなりたい」**という思いを、抑えてしまっているのではないでしょうか。

そして、みなさんとレッスンを続けていくうちに、私のこの「仮説」はあながち間違っていない、という確信に変わっていきます。

というのも、レッスンを続けるうちに、みなさんのカラダがどんどんプラスの方向に変化していき、それと比例するように、みなさんの口から「キレイ」「美しい」という言葉が増えていくからです。そして、**「キレイでいる自分」を楽しむ方たちが増えていきます。**

たとえば、「ネイルなんて、私には縁がない!」と思われていた方が、「最近、ネイルに目覚めました!」と嬉しそうに話されるようになったり、「こんな髪型にしたいと、ずっと思っていたんです」と、ヘアスタイルを美しくイメチェンされたり、まつ毛パーマをされてお目目もパッチリ！　となられたり。

今までランジェリーショップは「ほとんどベージュばっかりでした」という方がエレガントなランジェリーショップで下着を購入されるようになったケースもありました。

そうそう、そうした生徒さんたちの中には、私の教室でときおり開催しているビキニイベントに参加してくださる方も少なくありません。

このイベントは、私も含めて、みんなでビキニを着て楽しむというものです。

レッスンがはじまったばかりの頃に、この話をすると、大半の生徒さんが、「そんなの無理ですよ〜」とおっしゃいます。それが、レッスンでエクササイズを続けるうちに、「せっかくなので、私も肩出し・お腹出しのファッション（ビキニのことです）にチャレンジします！」と参加表明をしてくださるまでに変わるのです。

レッスンを通じて、カラダがプラスに変化していくのを実感され、それが自己肯定感の向上にもつながっていくのかもしれません。

まだまだ現役！「キレイ」をもっと追求しよう

生徒さんたちのそんな姿を見るにつけ、人間（女性も男性も）は、年齢に関係なく、**自分の中の「美」を求める気持ちがある**のだと実感します（求める「美」は、「カワイイ」だったり、「色っぽい」だったり、「カッコいい」だったり、人によってさまざまだと思いますが……）。

ただ、ある年齢を越えると、少なからずの方が、「もうオバサンだから」「こんな体型になっちゃったし……」などと、いろいろな理由をつけてご自分の中の「美」を求める気持ちにフタをしてしまうように感じます。

でも、それはとてももったいないことだと思うのです。

「もうオバサンだから」「こんな体型になっちゃったし……」と、ご自分を卑下する必要はありません。今のご自分のままで堂々としていればいいんです。そして、若い頃と同じように、ご自分の「こうしたい」「こうありたい」にどんどんチャレンジしてほしいのです。

チャレンジの中のひとつに、「キレイ」や「カワイイ」「美しい」といった、自分の中の「美」を追求する思いや行動をどんどん表に出してほしいと私は思っています。

昔の平均寿命からすると、50代や60代は人生の「晩年」でした。

でも今や人生100年時代です。50歳が折り返し地点。

50代や60代は、晩年どころかまだまだ「現役」を突っ走っている時期です。

もちろん、60代で定年退職を迎えて、それまで属していた組織などで「働く」という意味においては「卒業」となっているかもしれません。でも、ご自分の人生の「現役時代」はまだまだ続行中です。

私自身、さまざまな50代、60代、70代の方々とお付き合いがありますが、これくらいの年代が、その人ならではの魅力が醸し出される、人生においてもっとも輝く時代なのではないかと、つねづね感じています。

そして、そうした魅力を存分に出していくために必要なことは、いろいろ理由をつけて、**自分自身の「こうしたい」「こうありたい」にフタをしてしまわないこと**です。

私自身も、そんな年齢になってきています。

なので、自分自身へのメッセージとしても、そんなフタはとっとと取っ払って、**人生の第2ステージを存分に楽しんでいきたい。**

……そんなふうに思っています。

美姿勢の習慣が、あなたをプラスに変えていく

頭では年齢に関係なく、ご自分の「こうしたい」「こうありたい」をしていいんだとわかっていても、実際にはなかなか「フタ」が取れずにもどかしい思いを抱えていらっしゃる方も多いと思います。

そんなときに背中を押してくれるのが、**ご自分のカラダのプラスの方向への「変化」**だと私は考えています。

そして、そのための効率的な方法が、筋トレなどのエクササイズです。日常的に正しくかつしっかりカラダを使っていくことで、カラダは確実にプラスの方向へ変化していきます。

たとえば、この本で紹介している美姿勢での座り方、立ち方、さらにはエクササイズを、日々の当たり前の習慣にしていただくと、まず姿勢や立ち居振る舞いが美しくなっていきます。日常的に軽い筋トレをしているようなものなので、続けていくうちに、カラダもだんだんとシュッと引き締まっていきます。

また、日々、カラダをしっかり使っていくことで、血流やリンパの流れが良くなります。それは当然、健康維持につながっていきますし、さらに肌などの瑞々《みずみず》しさや潤《うるお》いキープの効果も期待できます。

私の個人的な意見として、**若々しさは「瑞々しさ」や「潤い」とある程度イコール**だと考えています。

実際、私たちのカラダは加齢とともに体内の水分が少なくなっていきます。年齢とともに、瑞々しさや潤いがなくなっていくのは、カラダのメカニズムとしては避けられないことなのです。

ただ、日常的にカラダをしっかりと使っていくことで、そのスピードをゆっくりにしていくことは可能です。そうなれば見た目にも、若々しさを維持できます。

つまり、**姿勢や立ち居振る舞いが美しくなるだけでなく、カラダも引き締まっていき、さらには瑞々しさや潤いも維持できる**というわけです。

そうした「変化」をご自分の目で実感されたら、やはり「オシャレをしてみようかな」という気持ちになっていきますよね。

そこで、久々にショッピングがてら、お気に入りのアパレルショップに立ち寄ったら、着てみたい服を発見。「試しに着てみようかな」と試着してみると、なんだか似合っている。

……そうした体験を何度か重ねていくうちに、好きな服をためらいなく着られるようになっていきます。

さらに、「その服を着て、お出かけをしよう」といった新たなモチベーションも生まれやすくなっていきます。

こうなったらしめたもの。あれやこれやとフタをせず、自分の「したいこと」に対して素直になっていけるはずです。

私のレッスンにもう10年以上通い続けてくださっている、70歳を少し過ぎた方がいらっしゃいます（「還暦を前に勇気を出して来ました！」とおっしゃっていたことをよく覚えています）。

その方は私の友人が主催しているウォーキングにも参加されるようになりました。そして、ウォーキングを続けていくうちに脚にも興味を持たれて、私が信頼しているフットケアの治療家さんのところで、歩いても疲れにくいインソール（中敷き）をつくってもらい、ますますウォーキングに励まれるようになっています。

最近のご活動をお聞きしましたら、世界中を飛び回っているご様子で、レッスンに参加したことから好循環が回っているのを感じました。

70歳を機に栄養士としてのお仕事を定年退職されましたが、また他の会社から声がかかって70歳以降も現役の栄養士さんとして大活躍されています。

もちろん、そのイキイキとしたお姿は、到底70代には見えません。

あなたの思う「女性らしさ」をどんどん表現していこう

この本で紹介するエクササイズを継続したときに起こる効果は、これまで述べてきたことだけには限りません。

第2章や第3章で、骨盤底筋群にアプローチするエクササイズをいくつか紹介しました。第2章でも触れましたが、骨盤底筋群は子宮を下から支える役割を担っています。この筋肉がしっかり機能してくれるか否かは、妊娠や出産などの女性機能にも大きく影響してきます。そのため、エクササイズで骨盤底筋群をしっかり使っていくと、**女性機能の低下を防ぎ、「女性らしさ」のキープにもつながっていきます。**

今の時代、「女性らしく」や「男性らしく」という表現は、何かと避けられがちです。ただ、私個人としては、**女性として生まれたからには、一生、「女性」でいてほしい**という思いがあります。

これは、ひと昔前の定型化された「女性らしさ」のことを指しているのではありません。

それぞれの人がもつ、**自分にとっての「女性らしさ」を大切にしてほしい**ということです。そして、それを表に出すことを躊躇《ためら》わないでほしいのです。

女性らしさを表に出しはじめたあなたに、「いい年をして、今さら？」などと心ない言葉を投げつけてくる人もいるかもしれません。

でも、そんなネガティブな言葉に振り回される必要はないのです。

「鏡を見る習慣」で、カラダの変化に気づいていこう

さて、ここまで読んでいただいて、みなさんは今、心の中にどんな感情が浮かんできているでしょうか？

「せっかくだから、もっとキレイを目指したいかも」という気持ちになってきたという方は、これからお話しする「キレイ」を維持するための習慣をぜひ身につけてほしいと思います。

「まあ、そうはいっても、私はキレイよりもやはり健康なカラダづくりを目指したい」という方も、そのためのヒントをいくつか盛り込みますので、ぜひ読み進めていただけると嬉しいです。

ということで、この第5章の本題である、「キレイ」を維持するための習慣につ

いてお話ししていきたいと思います。

そのひとつ目が、**「鏡を見る習慣」**です。

さて、みなさんは1日に最低1回でも「鏡で全身を見る」ことをしていますか？

私は日本全国いろいろな場所で、美姿勢の講座やレッスンを開催していますが、そこでほぼ毎回、この質問を生徒さんたちにしています。すると、「見ていません」という答えが多いので、本当に毎回ビックリしています！

これは、「もったいない」というより、美容だけでなく、健康面からいっても「よろしくない」ことです。なぜなら、自分のカラダの変化に気づけないからです。

鏡は、あなたに今起こっている「変化」を映し出してくれます。

たとえば、いつもより顔がむくんでいたり、目の下のクマがひどかったり、顔色が悪かったり……。毎日、鏡を見ていると、ご自分に「今」起きているいろいろな変化に気づきやすくなります。

ところが、鏡を見る習慣がないと、そうした変化に気づけません。その結果、そのままにしてしまう。もし、そうした変化が何らかの病気によるものだったら、そのままにしてしまうことで下手をすれば取り返しのつかない状況になってしまうかもしれません（これは多少、オーバーかもしれませんが……）。

一方、**鏡を見ることで、そうした変化に気づければ、その原因を探り、その変化が悪いものであれば改善するための対策を、良い変化であれば、それを維持するための良い習慣を実践していけます。**

また、エクササイズが習慣になれば、確実にカラダはプラスの方向に変化していきます。全身を鏡で見る習慣があれば、そうしたプラスの変化にすぐに気づけますし、それがさらなる継続のモチベーションにもなってくれます。

「鏡を見る習慣がない」という方は、もしかすると、鏡を見ると、ご自分の嫌いなところばかりに目が行ってしまうのかもしれません。あるいは、「鏡ばかり見ているのは、なんだか『自分大好き』なナルシストみたいで恥ずかしい」という思い込みも影響しているのかもしれません。

そうした鏡へのネガティブイメージを、変えていきましょう。鏡はあなたのダメ出しのツールでもないし、自分に酔いしれるためのツールでもありません。

自分の「好ましい変化」と「好ましくない変化」に気づかせてくれるツールです。そして、あなたの次なる「好ましい変化」を生み出してくれるためのきっかけとなってくれるツールでもあるのです。

ぜひ、1日に1回、鏡を見る習慣（できれば全身）を持ってみましょう。

「それでも見るのがツラい……」という場合は、鏡に慣れる第一歩として、まず**「自分へのダメ出しをやめる！」**を**ルール**にしましょう。じっと見ていると、ついダメ出しモードになってしまうなら、当分の間は、**「とにかく1日1回、鏡で全身をパッと見る」**で大丈夫です。パッと見るだけなら、自分に余計なツッコミを入れる時間もありませんよね。

それに慣れたら次のステップとして、**「自分のカラダの中で好きな部分を見つけて、そこを眺める」**をしてください。

「自分のカラダが嫌い」という人でも、ひとつくらいは自分のカラダの中で好きな部分があるはずです。「手の指が好き」とか、「顎《あご》のラインが好き」とか。そこをまず見つけて、1日1回、鏡を見るときにはそこだけ眺めるのです。これを続けていくと、かなり鏡への抵抗感が薄れていきますよ。

私はときどき、レッスンの前に生徒さんたちに「自分のカラダの好きな場所を見つけるワーク」をしています。

それは「ご自分のカラダの中で、一番好きな場所はどこですか？」とお聞きして、それに答えていただく、というものです。意外なお答えも多くて、驚かされます。

また、グループレッスンということもあり、周りの方から「○○さんの素敵なところは○○ですよ」「○○さんのココがとても魅力的だと思います」等の良い意見が飛び出したりもします。

その結果、今までご本人が気にかけていなかったカラダのパーツに意識が向くようになり、「好きな場所」の発見につながっているようです。

写真や動画を「ベストな自分」に近づくチャンスにする

ご自分を映すものとして、「鏡」の他に、**写真や動画**などがあります。これらも、「今の自分」に気づくためのツールとして大いに活用していきましょう。

とくにオススメは、旅行中やパーティ等で、ご自分が気づかないうちに、誰かが撮ってくれた写真や動画です。

写真でも動画でも、「撮られている」とわかると、「よそ行きの自分」になりがちです。一方、**知らないうちに撮られたものの場合、「素の自分」が出ています。**

だからいいのです！

自分が気づかないうちに撮ってもらった写真や動画の場合、ほぼ9割の確率で「ベストな自分」はそこにいないと思います。意外と猫背だったり、歩き方がドテッドテッと重たい感じだったり……。

そんな動画や写真を見ると、「なにこれ！　私、こんなにみっともなかったの？」と落ち込みますよね。そして、映像はウソをつきません。それが普段、周りの人に見えているあなたであることは、厳しいことを言うようですが「事実」なのです。

落ち込んでしまうのは、自分の中にある「ベストな自分」と「現実の自分」の乖離が大きいからです。

でも、**この乖離《かいり》に気づけたことは、じつは大きなチャンスなのです。**

なぜなら、「現実の自分」と「ベストな自分」が違うのなら、「ベストな自分」に近づけるように意識していけばいいだけのことですから。

たとえば、猫背な自分に気づけたのならば、これまで以上に「胸の上のほうを開く」ことを意識すればいいのです。

歩き方がドテッドテッと重たいと気づいたのならば、この本で紹介した**【美姿勢になる押すワーク②】**（144ページ参照）を習慣にして、「床をすっと押す」感覚をつかんでいけばいいのです。

そういう意味で、気づかぬうちに写真や動画を撮ってもらえたときは、「ありがとう」と感謝したほうがいいと思います。

実際、素のあなたがどう見えているかは、他人はなかなか言ってくれません。もし言ってくれる人がいたとしても、いざ言われると、結構傷つきます。そして、傷つく分、相手の指摘を素直に聴けなかったりします。

一方、写真や動画で自分の素を知らされるのは、落ち込みはしますが、人に言葉で指摘されるほどには傷つかないと思います。もう少し冷静に、素の自分と向き合えます。

なので、**ベストな自分に近づくために、写真や動画を活用しない手はない**と思います。写真や動画を見て落ち込むのではなく、「なるほど、ここをこうすれば『ベストな自分』になれるな」という研究材料として大いに活用していきましょう。

「写真や動画は、自分の伸びしろを探すための、ありがたいツール」くらいに思えるようになると、たぶんあなたのカラダの変化は加速度的に進むはずです。

カラダに合って、幸せ気分にしてくれる下着を選ぼう

「カラダを変えていきたい」というとき、**意外と強力なサポーターになってくれるのが下着です！**

服と違って下着は外から見えづらいので、手抜きをしてしまいがち、という方が結構いらっしゃいます。年を重ねるほど、その傾向は強くなるかも……という気もしています。

でも、「カラダを変えたい」と思ったら、カラダを正しく使う習慣を持つことにプラスして、下着にも意識を向けていきましょう！

カラダのことをしっかりと考えてつくられた下着を身につけること！

私としては、洋服以上に下着選びはエネルギーも、できればお金もかけていただ

きたいと思っているくらいです。

そもそも下着ってカラダに直接触れますよね。なので、正しく下着を身につける習慣があると、カラダのラインは確実に変わっていきます。

とくにカラダのラインへの影響力が大きいのが、ブラジャーです。

プロにきちんとフィッティングしてもらった、ご自分のお胸の形に合ったブラジャーを身につけている方のお胸は、本当にキレイです。

逆に、「サイズがだいたい合っていればいい」という発想でブラジャーをつけ続けていると、お胸の形はどんどん崩れていきます。「若い頃のような胸にハリがない！」というのは加齢のせいだけではなく、ご自分のお胸の形に合っていないブラジャーをつけ続けていることも影響しているのかもしれません。

お胸の形は本当に人それぞれです。だからこそ、プロにきちんとフィッティングしていただくことはとても重要だと私は思っています。そうすることで、ご自分のカラダに合ったものを身につけることができます。

ただ、そういうお話をすると、「そういうお店で買うと、ブラもお高いでしょう……」というお声もちらほら……。たしかにそれなりの値段はします。ただ、「カラダを変えたい」と思ったとき、「そんな贅沢もあってもいいのかな」と私は思っています。

先述した通り、下着はカラダに直接触れます。なので、ご自分のカラダに合っているものを身につけていると、**本当に快適**です。気持ちがかなり上がります。

さらに、素材もシルクだったり、コットンだったり、ご自分が身につけていて心地好いものを選べば、気持ちがさらに豊かになると思います。心が潤って、前向きになっていくはずです。

ぜひ、**ご自分のカラダに合った、ご自分を幸せな気分にしてくれるブラジャーを毎日身につけてくださいね。**

ちなみに、私のお気に入りランジェリーショップは、「Ryu de ryu（リュー・ドゥ・リュー）」（https://www.ruederyu.com/）。ブラジャーのカリスマと言われる龍 多美子さんのお店です。

私がお勧めする理由は、次の通りです。
・フィッティングの際に、メジャーを使わないでその方に本当に合ったサイズを選んでいただける点。
・ブラジャーの着用の仕方がとても理論的で、しかも心地良いという点。
ご興味がある方は、ぜひサイトをご覧ください。

ショーツに関しては、Tバックがお勧めです。

その理由は下着の布地と椅子の座面などの擦れで、肌が黒ずむことがないのと、仙骨を意識しやすいからです。

ちなみに、私が愛用しているのは、ハンキーパンキー（https://www.hankypanky-store.jp/）というブランドです。このブランドではTバックは「タンガ」と呼ばれています。

カラダのラインが出る服を着るほど、引き締まる！

この章の締めくくりとなる、オススメの「キレイ」を維持する習慣は、洋服についてです。

「みなさんは普段、どのようなタイプの洋服を着ていらっしゃいますか？」

もし、ふわっとしたカラダの線がまったく出ないタイプの洋服しか持っていらっしゃらないという方は、「これもエクササイズの一環！」というノリで、ぜひ思い切って**カラダのラインが出る服にチャレンジ**してみてください。

「もう少しスリムになりたい！」という方に、これはとくにおススメの習慣です。

実際、ふわっとしたカラダのラインが出ない服ばかりを着ていると、今のご自分の体型が認知できません。たぶんそのせいなのか、だんだんとそのふわっとした服に合わせたカラダのラインになっていきます。

一方、カラダのラインが出る服を着ていると、今のご自分の体型がわかります。そのことで、場合によっては落ち込むかもしれません。でも、鏡を見る習慣や、写真や動画で素のご自分を確認する習慣のところでもお話しした通り、**気づけることはチャンス**です。

その気づきによって落ち込むという場合は、あなたの思う「ベストな自分」と「今の自分」がズレているということです。ならば、その落ち込みを解消するには、その「ズレ」をなくしていけばいい。

つまり、これから取り組む**「改善ポイント」**を教えてもらえるのです。

なので、気づける人はどんどん変わっていけます。カラダのラインもだんだんとあなたの中の「ベスト」に近づいていけます。

カラダのラインが出る服のメリットは、それだけではありません。カラダのラインを「隠す」から「表に出す」にシフトすることで、**無意識のうちにカラダが引き締まっていきます。**実際、第一線で活躍される芸能人の方が、つねにキレイをキープできているのは、「人から見られている」ということが大きいと思います。

なので、「これもキレイになるためのエクササイズの一環だわ！」くらいの気楽な心持ちで、カラダのラインが出る服にもどんどんチャレンジしてみてください。**「出して磨く」の精神**で、どんどんベストな自分に近づいていってくださいね。

本書は、本文庫のために書き下ろされたものです。

体《からだ》も心《こころ》も整《ととの》う！ すごい座《すわ》り方《かた》

著　者　守田ちあき（もりた・ちあき）
発行者　押鐘太陽
発行所　株式会社三笠書房
〒102-0072 東京都千代田区飯田橋3-3-1
https://www.mikasashobo.co.jp
印　刷　誠宏印刷
製　本　ナショナル製本

ISBN978-4-8379-3114-0 C0130

王様文庫

王様文庫

面白すぎて時間を忘れる雑草のふしぎ

稲垣栄洋

みちくさ研究家の大学教授が教える雑草たちのしたたか&ユーモラスな暮らしぶり。どんな雑草もボ〜ッと生えてるわけじゃない！　◎「刈られるほど元気」になる奇妙な進化　◎「上に伸びる」だけが能じゃない　◎甘い蜜、きれいな花には「裏」がある…足元に広がる「知的なたくらみ」

「運のいい人」は手放すのがうまい

大木ゆきの

こだわりを上手に手放してスパーンと開運していくコツを「宇宙におまかせナビゲーター」が伝授！　◎心がときめいた瞬間、宇宙から幸運が流れ込む　◎「思い切って動く」とエネルギーが好循環……心から楽しいことをするだけで、想像以上のミラクルがやってくる！

週末朝活

池田千恵

「なんでもできる朝」って、こんなにおもしろい！　○「朝一番のカフェ」の最高活用法　○今まで感じたことがない「リフレッシュ」　○「できたらいいな」リスト……週末なら、時間も行動も、もっと自由に組み立てられる。心と体に「余白」が生まれる59の提案。

K30668